Adele Jabs

HEALING

AKTIVIERE DEINE SELBSTHEILUNGSKRÄFTE UND TRANSFORMIERE DEIN LEBEN!

Innere Heilung durch Schamanismus und Medialität

KÖNIGSFURT URANIA

Die in diesem Buch enthaltenen Informationen und Ratschläge wurden von der Autorin sorgfältig recherchiert und geprüft. Eine Garantie kann dennoch nicht übernommen werden. Die Informationen und Ratschläge sind außerdem nicht dazu gedacht, die Beratung durch einen Arzt oder Therapeuten zu ersetzen, sofern eine solche angezeigt ist. Eine Haftung der Autorin oder des Verlags ist ausgeschlossen.

Bibliographische Information der Deutschen Nationalbibliothek
Die Deutsche Nationalbibliothek verzeichnet diese Publikation in der Deutschen Nationalbibliographie; detaillierte bibliographische Daten sind im Internet über http://dnb.d-nb.de abrufbar.

Originalausgabe

Königsfurt-Urania Verlag GmbH, Ringstr. 32, D-24103 Kiel
info@koenigsfurt-urania.com • www.koenigsfurt-urania.com
Umschlaggestaltung: Selina Schnetger
Projektleitung und Lektorat: Dr. Jennifer Lorenzen-Peth
Satz und Layout: No 40 Grafik & Satz, Götheby-Holm
Fotos: Julia Veselinović
Druck und Bindung: Finidr s.r.o.,
Tschechische Republik
Printed in EU

ISBN 978-3-86826-205-6

FSC
www.fsc.org
MIX
Papier aus verantwortungsvollen Quellen
FSC® C014138

INHALT

VORWORT

Hallo du wundervolle Seele! Wie schön, dass du zu diesem Buch gefunden hast. Alles passiert aus einem bestimmten Grund. Was genau hat dich gerufen? Vielleicht hat dich das Wort „Healing" sofort angesprochen, vielleicht war es aber auch Schamanismus? Oder die Medialität? Ich hoffe von Herzen, deine Seele findet in diesem Buch, was sie benötigt.

Als schamanische Geistheilerin und Medium möchte ich in diesem Buch meine Erfahrungen und Erkenntnisse mit dir teilen. Vor allem aber möchte ich dich dabei begleiten, deine Selbstheilungskräfte zu aktivieren. Selbstheilungskräfte haben wir alle, bei vielen befinden sich diese jedoch im Schlummer-Modus oder sind teilweise blockiert, das möchte ich mit diesem Buch ändern. Viele denken, dass Heiler:innen die Lösung für alles haben und die absolute Wahrheit kennen. Aber nein, so ist das nicht! Vielleicht haben wir viele Tools, die wir anwenden können, und einen leichteren Zugang zur geistigen Welt, zur Intuition und unserer Seele, aber trotz allem sind wir menschliche Wesen. Vielleicht wirst du hier Dinge lesen, die etwas in dir auslösen und du sofort eine Verbindung spürst. Es kann auch sein, dass sich andere Dinge überhaupt nicht stimmig anfühlen. Und entweder bleibt das so, oder es kommt irgendwann ein Zeitpunkt beim Lesen oder später in deinem Leben, an dem du daran zurückdenkst und alles plötzlich ganz viel Sinn ergibt. Ich lade dich deshalb dazu ein, mit offenem Verstand, Geist und Herzen an dieses Buch heranzugehen. Ich möchte dich auch von nichts überzeugen, sondern dir Impulse mit auf den Weg geben, und hoffe, dass du hier für dich hilfreiche Wegweiser und Botschaften erhältst. Dieses Buch ist mein absolutes Herzensprojekt, denn in all den Jahren habe ich durch die Einzelsitzungen mit meinen Klient:innen sehr viel gelernt. Unter anderem:

1. Wir sind alle auf der Suche nach Heilung (bewusst oder unbewusst).
2. Viele sind so im Alltag und im Stress gefangen, dass sie gerne die Verantwortung (z. B. an einen Heiler:in) abgeben.
3. Viele haben den Zugang zu sich selbst verloren und wissen nicht, wie sie wieder zu sich finden. Einige realisieren nicht einmal, dass sie den Zugang verloren haben.
4. Negative Glaubenssätze blockieren uns, sodass wir Heilung oft nicht zulassen können.

In diesem Buch findest du schamanische und mediale Ansätze, um deine Heilkräfte zu aktivieren. All das, was ich durch die geistige Welt und meine Ausbildungen gelernt habe, meine persönlichen Erfahrungen und mein Wissen. Es ist total in Ordnung, wenn du nicht mit allem in Resonanz gehst.

Mir liegt dieses Buch am Herzen, denn ich möchte dich dazu einladen, dich an deine eigene Weisheit, Kraft und deine Fähigkeiten zu erinnern. Und vor allem, deine Selbstheilungskräfte zu aktivieren, die in dir stecken. Ich gehe in diesem Buch auf die Themen Schamanismus und Medialität ein, du wirst hier Erfahrungsberichte von meiner Arbeit als schamanische Heilerin und Medium lesen und bekommst viele praktische Übungen, Reflexionsfragen, Rituale, Checklisten, Routinevorschläge und geführte Meditationen zum Downloaden, um deine Kräfte zu entfalten. Ich gehe mit dir durch die verschiedensten Bereiche, um deine Selbstheilungskräfte zu aktivieren, und das Schöne ist, du kannst alles direkt umsetzen und in dein Leben integrieren. Bitte nimm dir Zeit für dieses Buch und die Aktivierung deiner Heilkräfte, denn dieses Buch beinhaltet auch viel praktische Umsetzung, und das darfst du gern in Ruhe tun. Vielleicht möchtest du parallel zu diesem Buch ein Journal führen, in das du deine Erfahrungen und Erkenntnisse schreibst.

Ich hoffe, dass ich dir hier einiges zum Reflektieren mitgeben kann und du viele AHA-Momente haben wirst. Ich wünsche dir von Herzen viel Freude beim Lesen, viele tolle Erfahrungen beim Umsetzen und transformierende Erkenntnisse, aber vor allem auch HEILUNG.

Lichtvolle Umarmung,
Adele

Hinweis: Indem ich mich schamanische Heilerin nenne, gebe ich kein Heilversprechen. Es ist ein Hinweis auf die schamanische Heilarbeit, die eine Form der spirituellen Geistheilung ist.

Auch gebe ich durch den Titel „Healing" keine Heilversprechen. Dieses Buch ersetzt keine medizinische oder psychotherapeutische Behandlung. Dieses Buch kann dazu beitragen, dein Energiefeld zu harmonisieren und deine Selbstheilungskräfte zu aktivieren. Außerdem möchte ich erwähnen, dass mein Buch nicht auf Religionen oder religiösen Ansichten basiert.

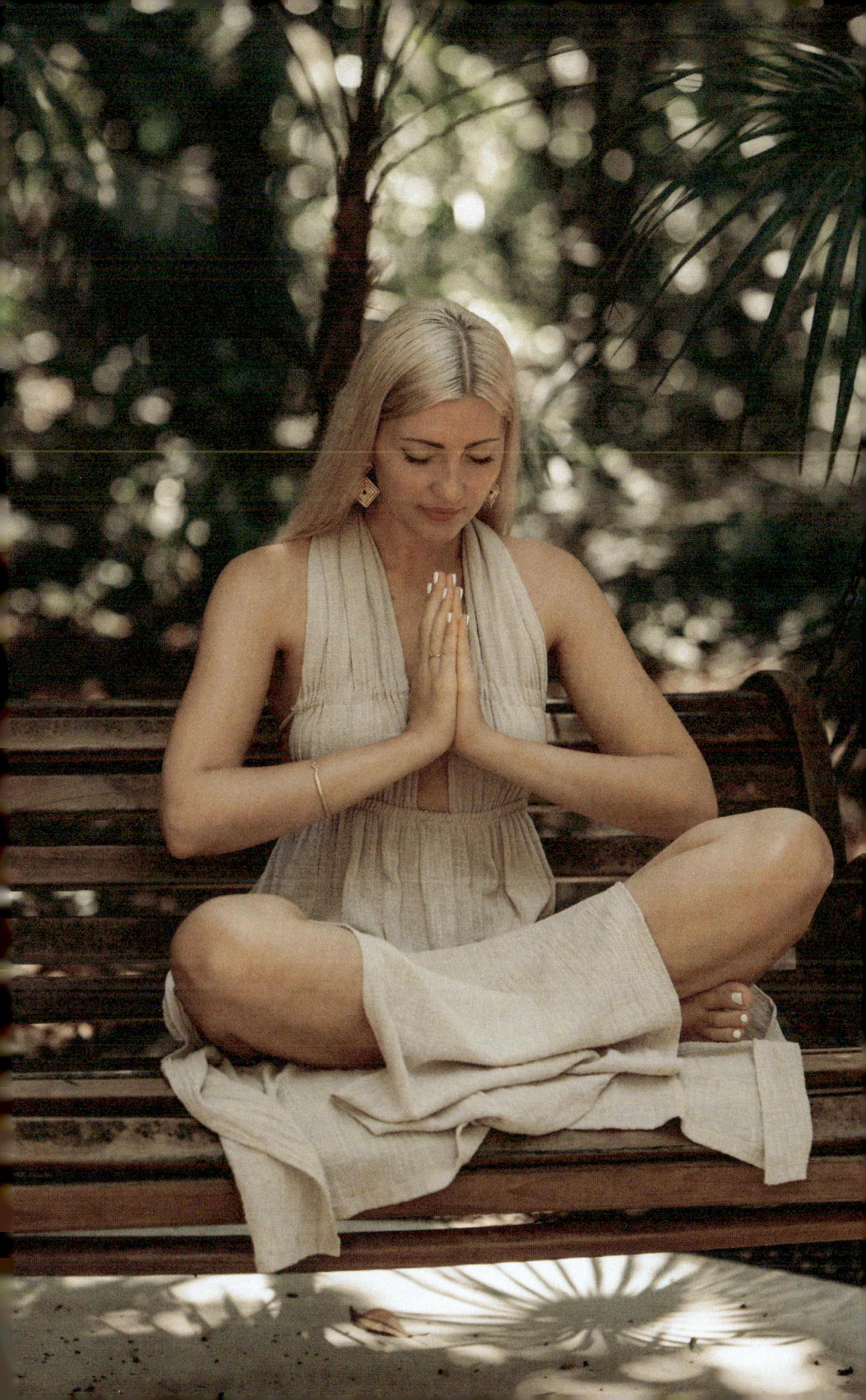

WIDMUNG

Für Mama, die stärkste und liebevollste Frau, die ich kenne.

Für Papa, der mich immer unterstützt und mehr an mich glaubt als ich selbst.

Für den wundervollsten Menschen auf diesem Planeten, meine Seelenverwandte und meine Schwester, Julia.

Ich liebe euch!

Mein SPIRITUELLER Weg

Ich möchte dich kurz an den Anfang meiner Reise mitnehmen. Geboren bin ich in Kasachstan, einem Land, in dem es völlig normal ist, zu einer/m Heiler:in zu gehen. Egal ob es um körperliche, mentale oder emotionale Beschwerden geht. Das findest du auch im Schamanismus, denn früher, und zum Teil auch heute, hatte jeder Stamm einen Schamanen. Der Schamane war und ist in einigen Kulturen immer noch: Wegweiser:in, Medizinmann/Medizinfrau, Heiler:in und Vermittler:in zwischen den Welten.

Mit zwei Jahren fing ich an, Wesen wahrzunehmen, die andere nicht sehen konnten. Ich bin der festen Überzeugung, dass das alle Kinder können und wir diese Gabe aus den unterschiedlichsten Gründen verlernen oder verdrängen. Oder aber, es ist nicht wichtig oder nützlich für unseren Seelenplan, das ist aber ein anderes Thema. Als ich dann jeden Tag um dieselbe Uhrzeit ein Wesen wahrgenommen habe, vor Angst weinte und in die Ecke zeigte mit der Aussage: „Da ist wieder der Mann", haben mich meine Eltern zu einem Heiler gebracht. Der Heiler hat ein Ritual mit mir durchgeführt und tatsächlich habe ich danach nichts mehr gesehen. Damals war es auch das Beste, was meine Eltern hätten tun können. Jedoch kam diese Fähigkeit, die geistige Welt wahrzunehmen, zum Glück viele Jahre später zurück.

Die Spiritualität begleitet mich schon mein Leben lang. Es war für mich als Kind und Teenager völlig normal, dass mehr existiert, als wir mit bloßem Auge sehen können. Ein Erlebnis ist mir bis heute stark in Erinnerung geblieben. Im Alter von ca. sechs Jahren habe ich einen kleinen Zwerg/Kobold gesehen, der auf dem Kinderbett meiner kleinen Schwester saß, mit seinen Beinen schaukelte, gelacht hat und mir gewunken hat. Ich habe mich kaputtgelacht und habe mich sehr gefreut. Meine Mutter stand daneben und ihr habe ich auch beschrieben, was ich sehe. Das Spannende ist, dass Kinder solche Begegnungen eigentlich wieder vergessen, komischerweise habe ich diese Begegnung immer behalten und weiß bis heute ganz genau, wie dieses Naturwesen aussah. Ungefähr in der 6. Klasse fing ich an, Orakelkarten zu legen und zu pendeln. Damals wusste ich nicht wirklich, warum ich das tat. Es fühlte sich einfach so natürlich an, als hätte ich nie etwas anderes gemacht. Im Alter von 13 Jahren ging meine Mutter mit mir in eine Buchhandlung, ich durfte mir ein Buch aussuchen. Ich entschied mich für ein Buch über Engel. Ich habe dieses Buch immer noch und muss schmunzeln, wenn ich meine Markierungen mit Buntstiften sehe. Alles, was ich in diesem Buch las, war so stimmig, als würde ich nichts Neues lesen, sondern mich erinnern. Und so ging es die Jahre auch weiter, Bücher über Bücher, später Seminare, Kurse und Ausbildungen. Jedoch wusste niemand in meinem Umfeld von meinem Hobby und meiner Leidenschaft. All das habe ich nur für mich gemacht, da ich zu große Angst davor hatte, als „verrückt" abgestempelt zu werden. Ich habe Ausbildungen in verschiedenen Bereichen absolviert wie: Psychologisches Tarotkarten legen, Schamanismus, Medialität, Reiki, Hypnose und unzählige weitere Seminare und Fortbildungen. Im Bereich Hypnose habe ich mich zusätzlich ausbilden lassen als Rückführungstherapeutin.

Was ich aber neben all dem „offiziell" gemacht habe? Ich studierte Politik und Soziologie und arbeitete später als HR Managerin. Es hat mir Spaß gemacht, jedoch fühlte ich mich innerlich leer und es fehlte etwas. Auch stand ich fast vor einem Burnout und bekam chronische Gastritis durch den Stress und das Ignorieren meiner Symptome. Ich merkte, dass ich etwas verändern muss. Ich bat die geistige Welt um Hilfe und ich spürte, dass sie mir beistehen. Ich entschied mich dazu, meinen Job zu wechseln. Aus der stressigen Werbeagentur wechselte ich in eine Unternehmensberatung. Alles schien erstmal super, denn ich hatte keine Überstunden mehr und mein Gehalt war um einiges höher. Doch glücklich machte mich das überhaupt nicht und die Leere blieb. Und dann kam alles ganz anders und ich wurde in der Probezeit gekündigt, während Corona. Es fühlte sich an, als würde man mir den Boden unter den Füßen wegziehen. Ich fühlte mich furchtbar und schämte mich sehr, denn noch nie zuvor wurde ich gekündigt. Selbstzweifel kamen hoch und ich versank einige Tage in Selbstmitleid. Natürlich dachte ich an die geistige Welt und dass sie mir doch ihre Hilfe zugesichert haben. Warum passierte mir dann sowas? Was wenn ich keinen Job finden würde? Während Corona stellte kaum jemand noch ein, viele haben ihre Jobs verloren. Existenzangst, Zweifel und Enttäuschung begleiteten mich. Nach Tagen kam ich aus diesem Loch langsam raus und dachte mir: „Naja, irgendwas Gutes wird es schon haben. Ich glaube fest daran, dass ich geführt werde.“ Ich habe mich auf viele Jobs als HR Managerin beworben und kam tatsächlich bei einigen Jobs in die finale Auswahl, aber IMMER hat die andere Person dann den Job bekommen. Die Zweifel fingen wieder an ...

Und dann dachte ich mir: „Will ich diese Jobs überhaupt?“, und die Antwort war sofort: „Nein“. Aber ich brauche doch einen Job, was mache ich denn sonst? Ich möchte etwas tun, was mich erfüllt, etwas mit Sinn und was mir Freude bereitet. Ich will Menschen helfen und im besten Fall fühlt sich meine Arbeit nicht nach Arbeit an. Das, was mich wirklich immer erfüllt hat, war ganz klar die Spiritualität und die Verbundenheit zur geistigen Welt. Und wieder wurden die Gedanken laut: „Ja und was will ich damit machen? Wer würde denn zu mir kommen? Davon kann man doch nicht leben. So einfach ist das niemals.“ Ich bat die geistige Welt und das Universum um Hilfe und um Zeichen. Sofort am nächsten Tag begannen auch schon die verrücktesten Dinge zu passieren: Ich traf Menschen, die ebenfalls diesen Weg gegangen sind und mich ermutigt haben, ich sah Plakate draußen mit klaren Botschaften, bekam in Meditationen immer wieder die Rückmeldung, dass es mein Weg ist und ich vertrauen soll. Also vertraute ich! Und trotzdem machte ich mir fast in die Hose :)

Meinen Eltern während der schweren Corona-Zeit, in der viele ihre Jobs verloren, zu sagen: „Hey, ich habe zwar jahrelang studiert und hatte einen sehr gut bezahlten Job, aber ich mache mich jetzt während Corona selbständig als schamanische Geistheilerin", war sehr schwierig. Die Reaktion war zunächst Schweigen, da sie erstmal verarbeiten mussten, was ich gesagt hatte. Dann kamen ein paar Ängste und Sorgen hoch, aber nach ein paar Minuten hatte sich das auch gelegt. Ich bin unendlich dankbar für meine sehr verständnisvollen und unterstützenden Eltern! Ich hatte all meine Ausbildungen im spirituellen Bereich eigentlich nur für mich privat gemacht. Ich hatte nie geplant, später einmal damit zu arbeiten. Doch nun war die Zeit gekommen, mein Wissen in die Welt zu tragen! Und es lag auf der Hand, dass ich dafür meine große Leidenschaft öffentlich machen musste. Ich hatte große Angst, fasste aber dann all meinen Mut zusammen und folgte meinem Herzen. Ich startete mit Frauenheilkreisen, in denen ich Meditationen und Kakaozeremonien anbot. Als bei meinem ersten Frauenheilkreis nach 24h alle Plätze ausgebucht waren, war es für mich ein Zeichen des Universums, dass ich etwas richtig gemacht habe. Ich machte weiter mit Einzelsitzungen, Seminaren, Kursen und Workshops. Mittlerweile bilde ich im Bereich Schamanismus und Medialität aus. Nichts davon war geplant, ich wurde geführt und es ergab sich alles ganz natürlich. Und dann verstand ich, warum ich in meinem alten Job gekündigt wurde und warum ich bei den Bewerbungsgesprächen immer nur auf Platz zwei kam. Alles machte für mich Sinn und mich durchflutete eine unendlich tiefe Dankbarkeit und Liebe. Ich wurde die ganze Zeit geführt, so wie es richtig für mich war. Auch wenn wir es in dem Moment nicht verstehen, irgendwann macht es Sinn. Deshalb liebe ich den Ausdruck: „Das Leben wird vorwärts gelebt und rückwärts verstanden."

Dafür bin ich meinem geistigen Team unendlich dankbar, ich konnte sie in dieser Zeit so stark spüren und sie schickten mir immer wieder Zeichen. Es war eine so überwältigende Erfahrung, einfach zu vertrauen und das zu tun, was ich liebe. Und nun sitze ich hier und darf dir das mitgeben, was ich in den Jahren lernen und erkennen durfte. Mit diesem Buch möchte ich dir Mut machen, dir vielleicht neue Wege aufzeigen und direkt auch Tools mitgeben, die du ganz einfach anwenden kannst und so deine Selbstheilungskräfte wieder aktivierst.

Mein Weg als schamanische Heilerin, Medium und spirituelle Coachin hat mein Leben und mein Sein verändert. Zwar heißen mein Beruf und meine Berufung „Schamanische Heilerin", aber es geht nicht darum, andere zu „heilen", auch bin ich der Meinung, dass wir das gar nicht können. Ich kann Menschen begleiten durch schamanische Techniken, Erkenntnisse vom Hohen Selbst und energetischer Arbeit. All das trägt zur Heilung bei, aber ein großer Part, tatsächlich der Größte, liegt beim Klienten oder bei der Klientin selbst. Ich sehe mich eher als schamanische und mediale Wegbegleiterin und helfe anderen dabei, ihre eigenen Selbstheilungskräfte, Hellsinne und Fähigkeiten zu aktivieren. Natürlich nutze ich dabei auch Tools, die das begünstigen und sehr unterstützend sein können in diesem Prozess. Manchmal sind es auch tiefsitzende Themen, bei denen es auch Sinn macht, sich Hilfe zu holen. Aber jede:r von euch kann auch selbst unglaublich viel bewirken und die eigene Energie auf vielerlei Ebenen verbessern.

Aber was genau mache ich und wie arbeite ich? Als schamanische Heilerin habe ich Zugriff auf Informationen, die wir meist nicht in der alltäglichen Welt finden. Ich bin Reisende und Vermittlerin zwischen den Bewusstseinsebenen, zwischen den Welten. Oft wird im Bereich Schamanismus von „Seelenheilung“ gesprochen und es ist tatsächlich so, dass man hier einiges bewirken kann, jedoch ist die Mitarbeit der/s Klient:in auch wichtig. Meine Arbeitsweise beinhaltet unter anderem Seelenrückholung, Seelenverträge lösen, Ahnenarbeit, energetische Arbeit (Chakra Healing), Extraktionen, Arbeit mit den Vorleben und Krafttierarbeit. Auch Verstorbene zeigen sich manchmal in den Sitzungen, wenn sie etwas an den oder die Klient:in übermitteln möchten oder einfach für den oder die Klient:in da sein möchten. Bei meiner Arbeit nutze ich auch Tools wie: Trommel, Rassel, Räucherwerk, Steine, Kristalle, Öle und so vieles mehr. Das für mich Wichtigste ist aber mein geistiges Team. Ich werde immer begleitet aus der geistigen Welt (wie wir alle) und kann hier auch um Hilfe bitten. Auch arbeite ich viel mit dem Hohen Selbst, bei dem ich alles erfragen und erfahren kann, was für mich oder in der Sitzung für den oder die Klient:in wichtig ist. Und einige dieser Tools werde ich hier auch mit dir teilen, sei gespannt. Dann steigen wir doch direkt ein … hold my Räucherstäbchen und let’s go!

HEALING

Was bedeutet Heilung?

Heilung ist unsere Natur, Heilung ist eines der natürlichsten Dinge überhaupt. Sobald etwas in deinem Körper kaputtgeht, verletzt ist oder krank wird, fängt dein Körper sofort an mit seiner Selbstheilung. Es ist völlig normal, dass du dich selbst heilen kannst! Dein Körper wird alles ihm Mögliche tun, um wieder vollständig zu funktionieren. Er möchte heilen, sodass es dir wieder gutgeht. Mich macht dieser Gedanke immer wieder emotional. Ist es nicht unglaublich wundervoll, dass unser Körper jederzeit und immer für uns arbeitet? Seit mir das so richtig bewusst wurde, danke ich meinem Körper jeden Tag. Dankbarkeit ist eines der wertvollsten und stärksten Tools. Und selbst wenn ich krank bin, sage ich meinem Körper: „Danke, dass du gerade arbeitest und alles dafür tust, dass ich wieder gesund werde." Seitdem ich das mache, spüre ich meinen Körper viel mehr. Ich nehme ihn anders wahr und merke immer schneller, wenn etwas nicht stimmt. Ich kann dir nur empfehlen, dich ebenfalls mehr mit deinem Körper zu verbinden, indem du mit einer täglichen Dankbarkeitspraxis startest. Mache es gerne auf deine Weise, du kannst ihm jeden Tag für etwas anderes danken oder täglich dasselbe sagen. Ich danke ihm mittlerweile natürlich, ohne mich daran erinnern zu müssen. Beim Essen bedanke ich mich, dass ich schmecken kann. Beim Spazierengehen danke ich meinen Augen, dass ich diese bunte Welt sehen kann und dass meine Füße mich tragen. Nach dem Sport danke ich meinem Körper, dass er so wundervoll funktioniert hat. Wenn ich einmal Alkohol trinke (was selten vorkommt), danke ich meiner Leber, dass sie das dann aus meinem Körper reinigt. Vielleicht denkst du jetzt: „Puh, das ist ja viel", aber bei mir hat sich das ganz natürlich eingependelt und es macht mir sehr viel Spaß, denn so komme ich auch immer wieder ganz präsent in das Hier und Jetzt. Und ich mache das nicht den ganzen Tag :) Probier es einfach aus und sieh, wie du dich nach 1-2 Wochen fühlst und was sich für dich verändert hat. Falls du dazu neigst, so etwas zu vergessen, stelle dir anfangs eine Erinnerung im Smartphone ein oder klebe dir ein Post it an deinen Spiegel, der dich daran erinnert.

Meist wird Heilung als ein Prozess beschrieben, indem man ein Leiden oder eine Krankheit überwindet. Aus medizinischer Sicht ist damit oft die körperliche und psychische Gesundheit gemeint. Doch was machen wir, wenn die Seele leidet? Es gibt unzählige Bücher zum Thema Heilung, denn dieses Thema ist tatsächlich unglaublich umfangreich. Bücher zum Thema Ernährung, Sport, Meditation, verschiedenste Ratgeber bei hormonellen Problemen oder Bücher zu psychischen Erkrankungen. Und das ist gut und wichtig, denn: **Es gibt nicht DEN EINEN HEILUNGSWEG.** So individuell wie wir Menschen selbst sind, so individuell kann der Heilungsweg sein.

Was meiner Meinung nach aber ein ganz wichtiger Faktor ist, ganz egal, was du heilen möchtest, sind deine eigenen Selbstheilungskräfte. Ich weiß, die Schulmedizin sieht die Begriffe „Seelenheilung“ oder „Selbstheilungskräfte“ leider immer noch skeptisch, lehnt diese ab oder kann einfach nichts oder nur wenig mit diesen Begriffen anfangen. Oft werden in der Schulmedizin die akuten Symptome und Krankheitsbilder behoben, damit Menschen wieder einsatzbereit sind und arbeiten können. Was auch verständlich ist, denn die meisten müssen zurück in den Job. Selten haben wir Zeit, uns mit dem Krankheitsbild auseinanderzusetzen und zu hinterfragen, warum ich erkrankt bin. Warum habe ich diese Schmerzen und Symptome? Dein Körper spricht zu dir ... IMMER. Und macht sich eben auch mal über Krankheiten und Beschwerden bemerkbar, aber nicht, um dir zu schaden, sondern dich endlich auf etwas aufmerksam zu machen.

Leider haben wir Menschen mit der Zeit verlernt, die Botschaften des Körpers wahrzunehmen und zu verstehen. Das Erschreckende ist, dass wir meist gar nicht wissen, dass der Körper immer zu uns spricht. Oder hast du schon mal während einer Krankheit oder Verletzung deinen Körper gefragt und hineingespürt, was er dir damit sagen möchte? Es ist leider erschreckend, wie heutzutage mit der eigenen Gesundheit umgegangen wird. Nicht selten hatte ich Klient:innen bei mir, die mir erzählten, wie stressig alles ist und dass sie sich nicht erlauben können, krank zu sein. Das macht mich immer sehr traurig, denn dein Körper könnte dir damit zum Beispiel sagen: „Hey, so können wir gerade nicht mehr weitermachen. Du bist am Limit. Ich muss jetzt krank werden, damit du dir die Zeit nehmen musst, bevor du ganz zusammenbrichst." Und was machen dann ganz viele? Schmerzlindernde Medikamente nehmen, die auch die Symptome unterdrücken, und weiter geht's. Stell dir mal vor, wie traurig dein Körper in dem Moment ist, dass seine Bemühungen, dass du ihn hörst und dich erholst, gescheitert sind. Versteh mich nicht falsch, ich weiß, dass viele ganz viel Druck haben auf der Arbeit oder auch zuhause und „funktionieren" müssen. Übrigens höre ich oft in Sitzungen: „Ich muss funktionieren." Und natürlich kann ich das nachempfinden, da ich selbst sehr lange einfach nur funktioniert habe. Aber ich weiß auch, was es bedeutet, immer über die eigenen Grenzen zu gehen. Über kurz oder lang bekommt man die Rechnung dafür, aber auch hier natürlich nicht aus Boshaftigkeit, sondern weil es einfach nicht mehr geht ... alle Reserven sind mehr als aufgebraucht und das Energielevel ist im Keller. Eins der größten Probleme hierbei ist: Kaum jemand setzt sich selbst immer an erste Stelle! Oft kommen erst die Kinder, der/die Partner:in, der Job, Uni, Freund:innen und irgendwann dann du selbst. Und wenn ich dieses Thema in meinen Sitzungen anspreche, heißt es oft: „Ja, aber das wäre doch egoistisch", oder: „Aber das geht doch nicht, meine Kinder kommen immer zuerst." Natürlich verstehe ich das, ich möchte dir hier aber nur einen kleinen Reminder geben: Wenn du nicht glücklich bist, wenn du keine Energie hast, wenn du krank bist, dann tust du keinem einen Gefallen. Es ist kein Egoismus, wenn du dich gut um dich kümmerst, um dann auch für andere da sein zu können. Ganz im Gegenteil! Du solltest deine eigene große Liebe sein. Hier möchte ich gerne Oscar Wilde zitieren: „Sich selbst zu lieben ist der Beginn einer lebenslangen Romanze." Lass diesen Satz gerne kurz auf dich wirken ...

Die Alternativmedizin wird, wie das Wort schon sagt, als Alternative behandelt. Aber warum? Natürliche Heilmethoden durch Pflanzen, Kräuter, Energiearbeit, Massagen und Rituale gab es schon immer! Die Schulmedizin jedoch ist noch recht neu. Vor über Tausenden von Jahren heilten Schamanen durch und mit der Natur, dem Kosmos, der geistigen Welt und trotzdem wird meist nur die Schulmedizin ernst genommen. Das, was noch so neu ist, wird als das Wahre angesehen und die Naturmedizin wird belächelt. Das fühlt sich für mich oft so an, als würden wir das Wissen unserer Ahnen und Vorfahren nicht nur mit Füßen treten, sondern dieses wundervolle und wertvolle Wissen auch vergessen. Und damit möchte ich auf keinen Fall sagen, dass die Schulmedizin schlechter ist. Wir haben großes Glück, heutzutage so viele Möglichkeiten zu haben. Es wäre schön, wenn die Schulmedizin sich für die „Alternativ"-Medizin öffnen würde und beides Hand in Hand gehen könnte. Ich spüre hier langsam zwar auch eine Veränderung, aber das wird wohl trotzdem noch ein langer Prozess. Hier möchte ich aber auf die spirituelle Heilung eingehen und natürlich auf die Selbstheilungskräfte. Da ich schamanisch und medial arbeite und die geistige Welt mir und meinen Klient:innen schon so unglaublich oft geholfen hat, möchte ich die Erkenntnisse, Informationen, Übungen und Impulse auch mit dir teilen. Immerhin hältst du dieses Buch in den Händen, weil dich diese Themen rufen.

Was sind Selbstheilungskräfte?

Wie oben schon erwähnt, ist Heilung etwas ganz Natürliches. Selbstheilungskräfte haben wir ALLE! Wenn du dich geschnitten hast, beginnt dein Körper, bzw. deine Haut sofort damit zu heilen, es ist ein solches Wunder! Egal ob es physische, psychische, mentale, emotionale, seelische Beschwerden, Krankheiten oder Schwierigkeiten sind, deine Selbstheilungskräfte arbeiten auf allen Ebenen. Jedoch können unsere Selbstheilungskräfte unterschiedlich aktiv sein, es gibt Dinge, die sie hemmen können, und natürlich kannst du ebenso Dinge tun, die positiv auf deine eigenen Heilkräfte wirken. In der Tierwelt und auch in der Natur sind Selbstheilungskräfte ebenfalls ganz natürlich, sonst könnte nichts überleben. Ich nehme hier Katzen als Beispiel, Katzen sind unglaublich spirituelle Tiere. Sie schlafen den halben Tag, jedoch sind sie auch viel astral unterwegs und haben dadurch ein ziemlich aufregendes Leben. Wenn Katzen krank sind oder Schmerzen haben, zeigen sie das fast nie. Sie ziehen sich zurück und lassen die Selbstheilungskräfte wirken. Deshalb ist es als Katzenbesitzer:in auch schwer zu erkennen, wann eine Katze leidet. Auch hat die Frequenz von schnurrenden Katzen eine unglaublich heilsame Wirkung. Oft legen sich Katzen auch auf Körperstellen, die dem Menschen wehtun und schicken quasi Heilenergie, solch faszinierende Wesen! Und Hunde lecken über ihre Wunden, um diese zu heilen.

Vor allem Wildtiere leben im Einklang mit ihrer Umgebung und ihrem eigenen Körper. Sie sind instinktiv darauf ausgerichtet, die Signale ihres Körpers zu verstehen und auf diese zu reagieren. Dieser natürliche Instinkt zur Heilung und Regeneration wird von vielen als Ausdruck einer tiefen Verbindung zur Erde und zum universellen Leben angesehen. Tiere haben eine stärkere Verbindung zu ihrer inneren Weisheit. Sie vertrauen darauf, dass ihr Körper in der Lage ist, sich selbst zu heilen.

Im Grunde können wir Menschen das auch, jedoch haben wir oft ziemlich viele mentale Blockaden, die uns hindern. Im Schamanismus wird auch davon ausgegangen, dass Tiere über ein tiefes Wissen verfügen, das sie durch ihre instinktive Wahrnehmung und durch die Harmonie mit der Natur erlangen. Sie hören auf die Energien, die sie umgeben, und folgen natürlichen Heilungsprozessen, z. B. durch Ruhe, Bewegung oder bestimmte Pflanzen, die sie intuitiv essen. Wahrscheinlich haben Tiere die Fähigkeit zur Selbstheilung auch durch das Fehlen von mentalen Blockaden oder Stress, während wir Menschen oft in Sorgen oder Gedanken festhängen, die den Heilungsprozess behindern können.

Pflanzen haben ebenfalls eine erstaunliche Fähigkeit, sich selbst zu regenerieren und zu heilen. In vielen spirituellen Traditionen und vor allem im Schamanismus wird Pflanzenheilung als ein Prozess des Einklangs mit den kosmischen Energien und den Zyklen der Natur angesehen. Pflanzen werden oft als Brücke zwischen den physischen und feinstofflichen Ebenen betrachtet. Du kannst dir das so vorstellen: Sie nehmen Energie aus der Erde und dem Universum auf und transformieren diese in Lebensenergie, die sie nutzen können. Wenn zum Beispiel ein Zweig abgeschnitten wird oder ein Blatt verletzt ist, kann die Pflanze oft neue Triebe bilden oder die verletzte Stelle heilen. Das ist eine Form der natürlichen Selbstheilung, die durch Zellteilung und den Transport von Nährstoffen und Energie in den betroffenen Bereich ermöglicht wird. Und ja, auch das funktioniert bei uns Menschen auch. Wir können zumindest vieles dafür tun, unsere Selbstheilungskräfte zu aktivieren und auch die universelle Energie für unsere Heilprozesse nutzen.

Ein weiteres interessantes Element ist, dass Pflanzen in gewissem Maße auf ihre Umgebung reagieren und sich anpassen können. Sie „wissen", wann sie mehr Wasser, Licht oder Nährstoffe brauchen, um gesund zu bleiben. Diese Intuition wird in vielen spirituellen Kontexten als Ausdruck einer tiefen, natürlichen Weisheit angesehen – ein Wissen, das nicht mit dem Verstand, sondern mit einer energetischen Verbindung zur Erde und zu den kosmischen Rhythmen funktioniert. So kann man sagen, dass Pflanzen in der Lage sind, sich auf einer energetischen Ebene zu „heilen", indem sie die richtigen Ressourcen in genau dem Moment aufnehmen, indem sie sie benötigen. Das kannst du natürlich auch, du kannst spüren, wann du mehr Wasser benötigst, wann mehr Ruhe oder mehr Schlaf. Next Level ist, wenn du sogar spüren kannst, welche Vitamine dir fehlen. Nach langem Training meiner Intuition und meinen medialen Fähigkeiten kann ich das mittlerweile ganz gut. Ich spüre, wenn mir bestimmte Vitamine oder Nährstoffe fehlen. Das wird dir auch leichter fallen, wenn du mehr und mehr auf deine Bedürfnisse achtest. Das bedeutet, nicht ständig über deine Grenzen zu gehen und einfach zu funktionieren. Höre auf deinen Körper und unterstütze ihn, auch wenn du denkst: „Ich kann mich jetzt nicht ausruhen oder mehr schlafen", versuche es möglich zu machen, wenn es auch nur ein 20 Minuten Mittagsschlaf ist. Oder überlege dir eine andere Art und Weise der Entspannung. Vielleicht während deiner Mittagspause zur Massage zu gehen, einen Spaziergang oder eine Meditation zu machen.

Beim Thema Selbstheilungskräfte ist Joe Dispenza für mich ein echtes Vorbild. Joe Dispenza ist mittlerweile sehr bekannt als Autor, Chiropraktiker und Dozent. Er wurde 1986 bei einem Radunfall schwer verletzt, als er von einem Auto angefahren wurde. Dabei erlitt er mehrere Wirbelbrüche und die Ärzte diagnostizierten, dass er wahrscheinlich nie wieder richtig gehen würde. Eine der Optionen, die ihm angeboten wurde, war eine chirurgische Behandlung, aber Joe Dispenza entschied sich gegen eine Operation, da er fest an die Kraft des Geistes glaubte, die Heilung zu fördern. Joe Dispenza begann, sich intensiv mit den Konzepten der Selbstheilung und der Macht des Geistes auseinanderzusetzen. Er nutzte seine Vorstellungskraft, um sich selbst in einem Zustand der Heilung zu sehen. Er beschäftigte sich mit der Vorstellung, dass der Körper in der Lage ist, sich zu regenerieren, wenn der Geist die richtigen Energien fokussiert und in Einklang mit der Heilung arbeitet. Diese Art der Heilung beinhaltete intensive Meditationen und das Setzen positiver Absichten, um den Körper in einen Zustand der Heilung zu versetzen, also auch mit Hilfe der Vorstellungskraft bewusst die Heilkräfte zu aktivieren. Nur etwa neun Wochen nach dem Unfall erlebte Joe Dispenza eine vollständige Heilung. Er konnte wieder gehen und hatte keine langfristigen Schäden mehr. Er war so beeindruckt von der Kraft des Geistes und der Selbstheilungskräfte, dass er nun genau das durch seine Vorträge und Bücher lehrt. Für mich persönlich eine sehr faszinierende Geschichte und ein absolut realistisches Beispiel dafür, was unser Körper, Geist und unsere Seele real werden lassen können.

Durch was werden Selbstheilungskräfte blockiert?

Wenn wir unsere Selbstheilungskräfte aktivieren wollen, dann sollte unsere Energie frei fließen können und negative Energien und Störfaktoren reduziert werden. Hier sind einige Beispiele, die maßgeblich Einfluss auf unsere Heilkräfte haben:

Stress

Stress und Selbstheilungskräfte sind in einem tiefen, energetischen Zusammenhang miteinander verknüpft. Wenn wir uns gestresst fühlen, geraten wir aus der Balance mit unserem inneren Selbst. Stress, ob körperlich oder emotional, blockiert die Energien, die durch uns fließen, und hindert unseren Körper daran, sich auf natürliche Weise zu regenerieren. Wir alle besitzen Selbstheilungskräfte, und diese brauchen Ruhe, Balance und Vertrauen (in uns selbst, in andere Menschen, in das Leben und ggf. in das Universum, geistige Welt oder Gott). Stress setzt unser Nervensystem unter Druck und aktiviert den „Kampf-oder-Flucht"-Mechanismus, dadurch wird unser Körper in Alarmbereitschaft versetzt. In diesem Zustand ist es schwer, den Zugang zu den Heilkräften in uns zu finden, weil unser Fokus auf Überleben und Schutz gerichtet ist. Erschreckenderweise ist dieser Zustand leider bei sehr vielen Menschen der Normalzustand. Wenn jedoch der Stress abgebaut wird, öffnen sich die Kanäle, die unsere inneren Heilungsprozesse aktivieren – die Energie kann wieder frei fließen, und unser Körper wird in die Lage versetzt, sich selbst zu regenerieren. Der menschliche Körper ist ein Tempel, der in Verbindung mit der universellen Energie steht, und Stress ist eine Form der Disharmonie, die die Verbindung zwischen Körper, Geist und Seele stört. Wenn wir uns von diesem Stress lösen, sei es durch Meditation, Achtsamkeit, Reduzieren von Arbeitsstunden oder durch das Loslassen von Ängsten und Sorgen, eröffnen wir uns die Möglichkeit, in tiefe Selbstheilung einzutreten. Es ist wie das Zulassen von Licht, das durch uns fließen kann, um die Blockaden zu lösen und uns in Einklang mit unserem höheren Selbst zu bringen. Es gibt auch einen Zusammenhang zwischen Blaulicht und dem Cortisolspiegel, aber mehr dazu unter dem Punkt „Blaulicht".

Tote Energie in Lebensmitteln und Wasser

Wir wissen alle, dass das Thema Ernährung wichtig ist, wir wissen im Grunde mehr oder weniger, was gesund ist und was nicht. Ich möchte dir hier aber andere Ansätze zeigen und vor allem eine Perspektive aufzeigen, die hauptsächlich den energetischen Kontext zeigt.

Das Wort LEBENS-mittel zeigt schon auf, dass es ein Mittel zum Leben ist, oder das Wort Nahrungsmittel könnte man auch so deuten, dass diese Mittel uns nähren sollten. Jedoch nehmen wir ziemlich viel „tote“ Energien mit unserer Ernährung auf, die weder etwas mit „leben“, noch mit „nähren“ zu tun haben. Vielleicht wird dich dieses Thema triggern, vielleicht wird dich einiges schocken, vielleicht geht dir ein Licht auf, aber vielleicht ist dir das alles auch schon bewusst. Wenn ich von „toter“ Energie spreche, meine ich damit nicht, dass die Energie tot ist, denn Energie kann gar nicht tot sein. Das Wort nutze ich, um zu verdeutlichen, welch negativen Einfluss gewisse Energien haben können. Außerdem hat es tatsächlich etwas mit Tod zu tun, wenn es um die Tiere geht.

Aus der spirituellen und energetischen Perspektive ist es so, dass Lebensmittel eine eigene Schwingung und Frequenz besitzen, die unsere eigene Energie beeinflussen kann. Alles – von uns selbst bis hin zu den Dingen, die uns umgeben – hat eine bestimmte Schwingung. Diese Schwingung kann positiv oder negativ, hoch oder niedrig sein. Bei Lebensmitteln ist es abhängig von der Quelle und der Verarbeitung des Lebensmittels. Lebensmittel, die aus der Natur stammen, wie frisches Obst, Gemüse und unbehandelte, organische Produkte, haben eine hohe Schwingung. Sie enthalten die energetische Essenz der Erde, des Lichts der Sonne und der Kräfte der Natur. Sie unterstützen die Selbstheilungskräfte und fördern das Wohlbefinden, da sie mit positiven energetischen Informationen geladen sind. Verarbeitete oder künstliche Lebensmittel, die oft voller Zucker, Chemikalien und Konservierungsstoffe sind, haben hingegen eine niedrigere Schwingung. Sie können energetisch eher blockieren und unser Energiefeld schwächen. Aus spiritueller Sicht können uns diese Nahrungsmittel in einen Zustand von Unruhe oder Disharmonie versetzen, was langfristig auch unser spirituelles Wachstum hemmt.

Ich möchte auf ein für mich sehr wichtiges Thema eingehen – tote Energie in unserem Essen. Und ja, wortwörtlich tot. Ich möchte auf das Thema Fleisch und Fisch aus energetischer Sicht eingehen. Ich möchte hier weder als extreme Veganerin auftreten noch jemanden belehren. Jedoch möchte ich vielleicht neue Perspektiven aufzeigen und dir erklären, warum ich darauf achte, mehr Lebensmittel zu essen, die wirklich viel Lebensenergie enthalten. Wenn wir Tiere essen, essen wir Leichenteile. Ja ich weiß, das klingt sehr hart, aber so ist es. Lass das gerne auf dich wirken und denke darüber nach. Wir essen tote Tiere, Leichenteile und somit tote Energie. Und nicht nur das, denn bevor Tiere geschlachtet werden, werden die wenigsten zu Tode gekuschelt. Die Tiere erleben furchtbare Todesängste, Schmerzen und Leid, bevor sie für uns ihr Leben geben. Diese Energie voller Angst und Panik nehmen wir natürlich ebenfalls mit dem Essen auf. Diese Angst-Energie wird von unserem Energiesystem aufgesaugt, und es kann durchaus sein, dass wir selbst Ängste, Sorgen und Trauer aus unerklärlichen Gründen fühlen. Eine unterschwellige oder auch sehr präsente Angst, die immer da ist. Vielleicht fühlst du dich auch immer wie im Fluchtmodus, wie getrieben, immer nervös. Diese Gefühle können durchaus durch den Fleisch- und Fischkonsum kommen, und nicht nur, denn auch Milchprodukte können diese Gefühle auslösen. Ich möchte dir damit keine Angst machen, aber aus energetischer Sicht aufklären. Vielleicht fühlst du dich angesprochen und es fühlt sich direkt stimmig an, vielleicht gehst du direkt in den Widerstand. Ich möchte niemanden überzeugen, ich wünsche mir, dass wir einfach bewusster werden. Das bedeutet nicht, dass du keine tierischen Produkte konsumieren darfst, meine Einladung an dich ist, dich bewusster mit diesen Themen zu befassen.

Auch Milchprodukte sind energetisch gesehen nicht rein, denn den Kühen werden ihre Kälber entrissen, Kälber dürfen nicht die Milch ihrer Mutter trinken, weil der Mensch es tut. Da Kühe als Milchmaschinen dienen und ihre Euter eigentlich immer wund und eitrig sind, geht auch diese Energie in die Milchprodukte über. Und nicht nur die Energie, denn wortwörtlich ist durch die wunden Euter nicht zu verhindern, dass auch Eiter und Blut in der Milch landet. Da dies nicht zu ändern ist, ist dies auch bis zu einem gewissen Prozentsatz erlaubt. Also spüre selbst, was das energetisch bedeutet. Es fließt der Schmerz in die Milch, wir trinken Milch, aus verletzten, wunden und eitrigen Eutern. Ok diese Sätze waren hart, aber warum reden nicht mehr Menschen darüber? Heutzutage gibt es (zumindest in Deutschland und den meisten europäischen Ländern) keinen Grund mehr, Fleisch oder Fisch zu konsumieren. Trotzdem sage ich nicht, dass du damit aufhören sollst, sondern dass du es lediglich bewusster machen darfst und einfach darüber reflektierst. Auch die Schamanen früher haben Fleisch gegessen und auch selbst gejagt. Die Schamanen gingen auf die Jagd, haben sich auch mit den Tiergeistern verbunden und darum gebeten, dass sich ein Tier opfert, welches dann in Ehren gegessen werden darf. Und wenn dann ein Hirsch oder ein anderes Tier bei der Jagd stehen blieb und Augenkontakt zum Jäger/Schamanen hatte, dann durfte man dieses Tier erlegen. Dieses Tier wurde dann voller Dankbarkeit und in einer Art Zeremonie zubereitet und ihm gedankt. Es wurde vom Tier auch so gut wie alles verwertet, denn damit respektiert man dieses Tierleben. Das Grundprinzip, dass die Jagd nicht nur ein physischer Akt, sondern auch ein spiritueller Prozess war, der Respekt und Harmonie mit der Natur beinhaltete, zieht sich durch viele schamanische Traditionen. Und wie geht man heute mit den Tieren um? Ganz sicher nicht achtsam, dankbar oder wertschätzend.

Ein weiterer wichtiger Aspekt ist, dass die Art und Weise, wie wir unsere Nahrung zu uns nehmen, ebenfalls einen Einfluss auf die Schwingung hat. Wenn du dein Essen in einem Zustand der Achtsamkeit und Dankbarkeit zubereitest, kann sich die Schwingung deines Essens erhöhen. Wenn wir unsere Lebensmittel mit Liebe behandeln und vielleicht auch eine positive Intention hineingeben, nehmen wir ihre energetische Frequenz auf und stärken unser eigenes Energiesystem. Das Essen ist nicht nur körperliche Nahrung, sondern auch seelische Nahrung. Und da wir täglich essen, haben wir auch täglich die Möglichkeit, uns wirklich etwas Gutes zu tun und uns zu NÄHREN. Bestimmte Nahrungsmittel stehen mit bestimmten Chakren in Verbindung und können uns dabei helfen, das energetische Gleichgewicht in unserem Körper zu fördern. Beispielsweise wird gesagt, dass rote Lebensmittel wie Beeren, Tomaten oder rote Beete das Wurzelchakra stärken, während grüne Lebensmittel wie Spinat oder Brokkoli das Herzchakra unterstützen.

Nun zum Thema „Wasser". Dass Wasser lebensnotwendig ist, weiß jeder, was hat es jedoch mit den eigenen Selbstheilungskräften zu tun? Wasser und die Selbstheilungskräfte sind auf eine tiefere, spirituelle Weise miteinander verbunden, weil Wasser als Lebensquelle und als Medium für Heilung in vielen Kulturen und spirituellen Traditionen verehrt wird. Unser wundervolles Wasser kann und ist so viel mehr, deshalb möchte ich dir kurz von den Experimenten von Masaru Emoto, einem japanischen Wissenschaftler erzählen. Seine Experimente sind bekannt für ihre Erkenntnisse über die Auswirkungen von Gedanken, Worten und Emotionen auf Wasser. Er führte in den 1990er Jahren eine Reihe von Experimenten durch, um zu zeigen, wie Wasser auf verschiedene energetische Einflüsse reagiert, insbesondere auf Sprache und Gedanken. Wenn Wasser positiven, liebevollen oder freundlichen Worten und Gedanken ausgesetzt wurde, bildeten sich wunderschöne, symmetrische und harmonische Kristalle. Bei negativen, aggressiven oder hassvollen Einflüssen hingegen bildeten sich unregelmäßige, chaotische und deformierte Kristalle. In seinen Experimenten stellte

Masaru Emoto fest, dass allein die Schwingungen von Worten auf Wasser eine enorme Wirkung haben. Bei Worten wie „Liebe“ oder „Dankbarkeit“ wurden die Kristalle zu ästhetisch schönen, perfekt geformten Kristallen, während Worte wie „Hass“ oder „Krieg“ chaotische und zerbrochene Kristalle formten. Er testete auch die Auswirkungen von Musik auf Wasser. Klassische Musik, insbesondere Mozart, erzeugte ebenfalls schöne, symmetrische Kristalle, während Musik, die eher als aggressiv empfunden wird, wie z. B. Heavy Metal, chaotische Kristalle formte. In einigen seiner Experimente verwendete er Bilder oder Fotos für die Wasserproben und tatsächlich: Die Wasserproben, die mit Bildern von schönen Naturmotiven oder friedlichen Szenen konfrontiert wurden, zeigten harmonische Kristalle, während Bilder von negativen oder verstörenden Szenen das Gegenteil bewirkten. Auch wurden Wasserproben Gebeten oder Meditationen ausgesetzt. Die positiven Gebete und Meditationen führten dazu, dass das Wasser reiner und harmonischer wurde, was auch die Theorie unterstützt, dass unsere Gedanken und Gebete eine energetische Wirkung auf uns, aber auch auf die Umwelt haben. Was passiert dann wohl mit dem Wasser und unserer Energie, wenn wir unsere Wasserkaraffe im Zimmer stehen haben, in dem nur Stress und Streit herrscht und diese dann aufnehmen? Oder wenn wir unbewusst Negatives und Destruktives denken, während wir trinken?

Edelsteinwasser kann hier ein hilfreiches und wertvolles Tool sein. Vielleicht nutzt du es bereits, hast es schon einmal gesehen oder das ist ganz neu für dich. Mittlerweile finden wir Wasserkaraffen mit Edelsteinen/Wassersteinen in vielen Spa’s, Thermen, auch in Hotels am Frühstücksbuffet, in vielen Yogastudios oder in Heilpraktiker-Praxen. Wassersteine sind Kristalle, die in Wasser gelegt werden, um das Wasser zu energetisieren. Sie können das Wasser mit ihrer spezifischen Energie anreichern und es reinigen oder eine heilsame Wirkung haben.

Diese Steine können bestimmte Frequenzen übertragen, die positiv auf Körper, Geist und der Seele wirken. Diese Steine wirken als Filter für unser Wasser und geben ihm positive Schwingungen. Und da Wasser die einzigartige Fähigkeit hat, Energie zu speichern, zu übertragen und sich mit verschiedenen Frequenzen zu synchronisieren, ist das auf vielen Ebenen wirklich sehr hilfreich. Jeder Kristall oder Edelstein hat seine eigene Schwingung, basierend auf seiner chemischen Struktur und seiner natürlichen Entstehung. Diese Schwingung kann positive oder heilende Frequenzen erzeugen, die dann vom Wasser absorbiert werden. Wenn du einen Kristall ins Wasser legst, kann die Schwingungen des Kristalls von dem Wasser aufgenommen werden. Das Trinken von Edelsteinwasser kann unsere eigene Schwingung anheben. Wir sind alle jederzeit von Energie umgeben, alles ist Energie. Jede Zelle in unserem Körper hat ihre eigene energetische Frequenz und wenn diese Frequenz im Ungleichgewicht ist oder niedrig schwingt, fühlen wir uns schwach, krank oder gestresst. Wenn wir Wasser trinken, das mit einer bestimmten Frequenz aufgeladen ist, kann sich das sehr positiv auf unsere Gesundheit und unsere Selbstheilungskräfte auswirken. Wasser hat die Fähigkeit, nicht nur die Energie von Kristallen, sondern auch von Gedanken und Emotionen zu speichern. Wie du das für dich nutzen kannst, zeige ich dir später.

Probiere es gerne aus und kreiere dir dein eigenes Edelsteinwasser. Die Edelsteine kannst du in spirituellen Läden kaufen, aber auch online. Achte darauf, dass es auch echte Edelsteine sind und du ein gutes Bauchgefühl bei dem Shop oder Händler hast. Du kannst einen Kristall/Edelstein kaufen oder aber auch Wasserstein-Mischungen. Es gibt viele tolle Kristalle, die gut geeignet sind für dein Edelsteinwasser. Jeder Kristall bringt auch eine andere Eigenschaft mit sich, am besten wählst du die Steine intuitiv oder explizit nach den Eigenschaften, die du gerade brauchst. Hier ein paar Beispiele:

- **Bergkristall:** Verstärkt die Energie anderer Kristalle und wird oft als „heilig" betrachtet. Harmonisiert den Körper, bringt Klarheit und kann die Energien reinigen.
- **Amethyst:** Reinigt den Geist. Gilt als sehr spiritueller Stein und kann helfen, ein besseres Bewusstsein zu erlangen.
- **Citrin:** Fördert Erfolg und Wohlstand. Er hilft, positive Energien zu verstärken und das Selbstbewusstsein zu fördern.
- **Rosenquarz:** Für emotionales Gleichgewicht, Selbstliebe und Heilung. Kann das Herzchakra unterstützen und in Liebes-Themen unterstützend wirken.
- **Wichtig:** Nicht alle Kristalle dürfen mit Wasser in Kontakt treten. Einige können toxische Substanzen freisetzen und dann gesundheitsschädlich sein. Informiere dich bitte vorher, bevor du dein Edelsteinwasser machst.

Im Schamanismus spielt das Element Wasser eine sehr große und tiefgehende Rolle. Wasser ist ein heiliges Element, es wird als Quelle des Lebens und auch als Wegweiser für spirituelle Transformation gesehen. Im Schamanismus ist Wasser der Ursprung des Lebens und eine Quelle von Heilung und Erneuerung. Es wird als heilende Kraft verstanden, die Körper, Geist und die Seele reinigt. Schamanen nutzen Wasser, um energetische Blockaden zu lösen, emotionale Wunden zu heilen und spirituelle Reinigungen durchzuführen. Es gibt verschiedene Rituale, die mit Wasser durchgeführt werden, z.B. das Eintauchen in heilige Gewässer, das Trinken von speziellen Wasserzubereitungen oder das Verspritzen von Wasser während Zeremonien. Wasser dient manchmal auch als Tool, in die Anderswelt zu reisen, um mit Wesenheiten zu kommunizieren. Das Fließen von Wasser wird dabei als Symbol für die

Bewegung zwischen den Welten verstanden, und Flüsse, Seen oder das Meer gelten als Tore zu anderen Ebenen des Bewusstseins. Wasser wird häufig als Symbol für den Fluss des Lebens, für den Zyklus von Geburt, Tod und Wiedergeburt verstanden. Im Schamanismus steht das fließende Wasser für den natürlichen Kreislauf des Lebens. Außerdem wird das Wasser auch als Spiegel der inneren Welt und der Seele betrachtet. Der Zustand von Wasser – ob es ruhig und klar oder stürmisch und trüb ist – wird als Spiegelbild des inneren emotionalen Zustands des Schamanen oder der Gemeinschaft interpretiert. Schamanen und schamanisch Praktizierende können mit Wassergeistern oder -wesen, die in Seen, Flüssen oder Meeren leben, in Kontakt treten. Diese Wassergeister sind Hüter der Gewässer und können Schamanen bei ihrer spirituellen Arbeit, bei Heilung und Transformation unterstützen. Man sollte aber bei Wassergeistern nicht auf gut Glück Kontakt aufnehmen, sondern wissen, was man tut. Wenn dich die Kommunikation mit Naturwesen, Elementarwesen interessiert, dann empfehle ich eine schamanische Ausbildung. Ich biete 1–2-mal im Jahr eine schamanische und mediale Ausbildung an, schaue gerne auf meiner Website vorbei, wenn es dich ruft.

Wie du siehst, ist Wasser so viel mehr. Deshalb dürfen wir uns klar machen, dass wir Wasser auf so vielen Ebenen für uns nutzen dürfen. Im Schamanismus ist der Glaube daran, dass alles beseelt ist, tief verankert. Das bedeutet auch, dass Steine und Kristalle beseelt sind. Von Steingeistern können wir auch einiges lernen. Umso kraftvoller ist es, wenn wir Wasser mit (Edel-)Steinen kombinieren. Probiere es gerne aus, ich habe hierzu eine schöne und kraftvolle Übung für dich.

Übung: Wasser besprechen und aufladen

- **Intention:** Setze eine klare Intention, bevor du den Kristall ins Wasser legst. Zum Beispiel: „Ich lade dieses Wasser mit heilender Energie auf", „Ich lade dieses Wasser mit Liebe und Leichtigkeit auf", oder: „Ich lade dieses Wasser mit Geduld und Durchsetzungsvermögen auf." Je nachdem, was du gerade brauchst.
- **Verbindung:** Nimm dir einen Moment Zeit, um dich mit dem Kristall und seiner Frequenz zu verbinden. Du kannst deine Hand auf den Kristall legen, tief ein- und ausatmen und dich in die Schwingungen des Kristalls einstimmen. Mache das intuitiv, du kannst nichts falsch machen. Einfach fühlen und verbinden.
- **Achtsamkeit:** Trinke das Wasser langsam und mit Bewusstsein. Achte darauf, wie es sich anfühlt, wie es deinen Körper und Geist beruhigt oder belebt. Versuche dabei entweder an deine Intention zu denken oder ganz im Moment zu sein. Gewöhne dir an, wenn du etwas trinkst, nichts Negatives zu denken.

Oder, falls du Reiki gelernt hast, kannst du dein Wasser auch immer mit heilsamer Energie aufladen und es dann trinken. Du kannst aber dein Wasser auch ohne (Edel-)Steine aufladen, rein durch deine positiven Gedanken und Worte. Überlege dir, was du heute benötigst: Ruhe, Kraft, Mut, Liebe, Selbstvertrauen, Energie. Nimm dann eine Karaffe (oder ein Glas) mit Wasser, halte es in deinen Händen und setze deine Intention, z.B.: „Ich lade dieses Wasser mit Energie auf und der Qualität Mut und Kraft." Stell dir dann vor, wie du dich fühlst, wenn du voller Kraft und mutig bist. Lasse diese Energie in das Wasser fließen, so lange, bis du das Gefühl hast, es ist aufgeladen. Das kann eine Minute dauern, ein paar Sekunden oder mehrere Minuten. Trinke das Wasser dann achtsam und spüre, wie sich diese Qualität und Energie in deinem Körper manifestiert.

Zu wenig Bewegung

Tatsächlich sollten wir uns täglich mindestens 1-2 Stunden bewegen, viele empfehlen 30 Minuten, was aber viel zu wenig ist, um wirklich fit, gesund und energetisch ausgeglichen zu sein, müssten wir uns mindestens eine Stunde täglich bewegen. Schauen wir ein paar hundert oder sogar tausend Jahre zurück, haben sich Menschen die meiste Zeit des Tages bewegt, und das wäre auch der Normalzustand. Dadurch, dass wir heutzutage so viel Zeit im Sitzen verbringen, schaden wir unserem Energiefluss sehr. Die vielen Stunden vor dem Computer und dem Smartphone lassen unsere Energie stocken, unsere Energie ist nicht im Flow. Du kannst dir das so vorstellen: Unsere Energie fließt wie ein Bach, wenn wir uns nicht bewegen, ist es so, als ob du Äste oder Gegenstände in den Bach legst. Also kann das Wasser im Bach nicht fließen und stockt. Was passiert? Der Bach wird langsam verschmutzt, da das Wasser nicht mehr fließt. Wenn wir uns lange nicht bewegen, ist es so, als ob unsere Energie im Körper stockt und nicht mehr richtig fließt. Somit können auch energetische Blockaden entstehen. Aber wie ist es dann bei Menschen, die nicht laufen können und z.B. im Rollstuhl sitzen? Es ist tatsächlich so, dass hier mehr auf andere Mittel zurückgegriffen werden kann. Denn es gibt so viele verschiedene Möglichkeiten, um die Energie im Flow zu halten, zum Beispiel vielleicht mehr Breathwork zu machen.

Blockierte Kreativität

Kreativität fördert unsere Lebensenergie und unterstützt das dritte Auge. Oft sind wir im Alltagsstress gefangen oder haben nicht so viel Zeit für die Dinge, die uns Spaß machen. Oft denken wir, wir müssen uns Freizeit verdienen. Wir müssen erst dies und das machen, bevor wir uns ausruhen dürfen. Und dann sind wir vom Arbeiten oder den To-dos so kaputt, dass wir dann keine Lust mehr auf das haben, was uns eigentlich erfüllt. Wann bist du kreativ? Wann spürst du besonders deine Lebensenergie? Bei welcher Tätigkeit vergisst du die Zeit und bist im Flow-Zustand? Und genau hierfür müssen wir uns Zeit nehmen, denn das sind Zustände, in denen unsere Lebensenergie sprüht und unsere Heilenergie aktiviert wird. Eine alte Zen-Weisheit besagt: „Meditiere 20 Minuten täglich, es sei denn, du hast keine Zeit, dann meditiere eine Stunde." Und genauso solltest du das bei der Tätigkeit tun, die dich in den Flow bringt, die dich glücklich und zufrieden macht. Kreativität spielt eine unglaublich wichtige Rolle in Bezug auf unsere Selbstheilungskräfte, sowohl auf einer physischen als auch auf einer geistigen und emotionalen Ebene. Kreativität kann uns dabei helfen, Blockaden zu lösen, die unsere Selbstheilung blockieren, und uns darüber hinaus mit uns selbst wieder verbinden. Kreativität erlaubt uns, tiefe, oft unbewusste Gefühle, Gedanken und Erlebnisse auszudrücken. Es kann eine sehr befreiende Wirkung haben, besonders wenn wir Emotionen wie Trauer, Angst, Wut oder Verwirrung in Form von Kunst, Musik, Tanz oder Schreiben ausdrücken. Indem wir unsere innere Welt in einem sicheren, kreativen Raum freisetzen, können wir Blockaden lösen und uns von diesen belastenden Energien befreien.

Kreativität ist ein direkter Kanal, durch den wir unsere Seelenenergie ausdrücken können. So können wir mit einer höheren Quelle oder unserem Hohen Selbst in Kontakt treten und dabei unsere Heilung fördern. Wenn wir kreativ sind – sei es beim Malen, Schreiben, Singen oder Musizieren – verlieren wir oft das Zeitgefühl und sind vollständig im Moment. In diesem Zustand wird unser Nervensystem beruhigt und unsere Stresshormone sinken. Und da Stress einer der größten Blockaden für unsere Heilkräfte ist, ist das schon mal ein sehr wichtiger und kraftvoller Punkt. Der „Flow" ist ein Zustand, in dem wir völlig in der Tätigkeit versinken und gleichzeitig ein Gefühl der Erfüllung und des Wohlbefindens erleben. Es gibt Studien, die zeigen, dass dieser Zustand eine unglaublich tiefgreifende Wirkung auf die Selbstheilung hat, weil hier unsere Gehirnwellen harmonisiert und die Produktion von Endorphinen (den körpereigenen Glückshormonen) angeregt werden.

Wenn du kreativ bist, kannst du dein Bewusstsein erweitern und dir selbst helfen, in schwierigen Momenten Klarheit zu finden. Vielleicht „weißt" du in einem kreativen Moment intuitiv, was zu tun ist oder wie du dich ausdrücken willst – eine Art Weisheit, die dich in eine Richtung führt, die dir bei deiner Heilung helfen kann. Es ist, als ob wir mit einer inneren Quelle in Verbindung treten, die uns dazu bringt, uns selbst besser zu verstehen und auf gesunde Weise mit Herausforderungen umzugehen. Kreativität kann dir auch ermöglichen, neue Perspektiven einzunehmen und Dinge aus einer anderen Sichtweise zu betrachten. Zum Beispiel: Jemand, der mit chronischen Schmerzen zu kämpfen hat, könnte durch kreative Tätigkeiten wie Malen oder Schreiben eine neue Art der Wahrnehmung entwickeln, die ihm hilft, das Gefühl von Schmerz aufzulösen oder zu transformieren. Kreativität kann in dem Fall dazu anregen, die Bedeutung oder den Ursprung des Schmerzes zu hinterfragen und neue Heilansätze zu finden. Andere können sich beim Singen besonders gut ausdrücken und auch Emotionen fühlen, die sie im „Normalzustand" nicht fühlen können oder wollen. Es ist so heilsam, sich auszudrücken, egal auf welche Art und Weise.

Nicht umsonst gibt es auch kreative Therapieformen wie Kunsttherapie, Musiktherapie, Tanztherapie und Schreibtherapie, die dabei helfen, Emotionen zu verarbeiten und mentale sowie körperliche Blockaden zu lösen. Und vielleicht machst du das sowieso schon durch eine bestimmte Tätigkeit oder dein Hobby.

In vielen spirituellen Praktiken wird Kreativität als eine Möglichkeit betrachtet, einen inneren Raum zu erschaffen, in dem Heilung stattfinden kann. Das bedeutet nicht nur, Kunst zu schaffen, sondern auch, kreative Rituale zu praktizieren oder kreativ zu meditieren. Diese „heiligen Räume“ können dir die Möglichkeit bieten, dich von äußeren Einflüssen zu lösen und dich auf deine eigene innere Weisheit und Heilung zu konzentrieren. Ein kreatives Ritual kann z. B. das Erstellen eines Vision Boards oder das Schreiben einer Dankbarkeitsliste sein. Wenn du das Gefühl hast, dass du gerade ein bestimmtes Thema in Heilung bringen möchtest, könnte es hilfreich sein, mehr kreative Praktiken in dein Leben zu integrieren – sei es durch Malen, Schreiben, Tanzen oder jede andere Form der kreativen Betätigung. Dieser kreative Prozess könnte genau der Schlüssel sein, um dein inneres Gleichgewicht und deine Heilung zu fördern. Falls es ein „Mutter-Thema“ ist, könntest du etwas malen, was dich mit dem Thema verbindet. Es muss kein Kunstwerk sein, es können auch nur Farben sein, die sich dir zeigen. Oder vielleicht könntest du intuitiv einen Brief schreiben für oder über deine Mutter. Den Brief musst du nicht verschicken und kannst ihn am Ende auch rituell verbrennen, falls du etwas loslassen möchtest. Oder du machst einen Töpferkurs und töpferst etwas, während du an mütterliche Liebe denkst.

Schlechter Schlaf

Schlaf ist eines der wichtigsten Dinge für unsere körperliche Heilung, da er die Regenerationsprozesse in unserem Körper fördert. Während

des Schlafs finden unzählige Prozesse auf so vielen Ebenen statt: Im Schlaf können wir schneller heilen, sei es nach Verletzungen oder Krankheit. Nicht umsonst sagt man: „Schlaf ist die beste Medizin."
Auch das Immunsystem wird während unseres Schlafs gestärkt und es finden ganz viele Reinigungs- und Entgiftungsprozesse statt, die Abfallprodukte und Toxine ausscheiden. Im Schlaf verarbeitet unser Gehirn intensiv die emotionalen Erlebnisse des Tages. Das hilft uns, belastende oder traumatische Erfahrungen zu integrieren und emotionalen Stress abzubauen. Ohne ausreichend Schlaf können diese emotionalen Belastungen nicht richtig verarbeitet werden, was zu chronischen Stresszuständen oder sogar zu psychischen Erkrankungen führen kann. Deshalb sind unsere Träume ein weiteres kraftvolles Werkzeug für die emotionale Heilung. Sie ermöglichen es uns, tief verborgene Ängste, Wünsche oder ungelöste Konflikte auf symbolische Weise zu erkennen und zu verarbeiten. In der Traumdeutung wird oft angenommen, dass Träume uns helfen, emotionale Knoten zu lösen und das Unterbewusstsein zu klären. Können wir eine kurze Dankbarkeits-Minute einlegen und einmal ganz bewusst wertschätzen, was in unserem Körper und System abläuft, während wir einfach nur schlafen? :)

Und wenn du dachtest: „Wow, das ist ja unglaublich", dann lies mal weiter. Kommen wir nun auf den energetischen Aspekt zu sprechen, denn im Schlaf werden unsere Energiezentren (Chakren) neu ausgerichtet und aktiviert. Aus spiritueller Sicht wird der Schlaf als eine Art „Reinigung" und „Erneuerung" unseres Energiesystems gesehen. Schlaf hilft uns, mit unserem höheren Selbst oder anderen Bewusstseinsebenen zu kommunizieren. In den Übergangsphasen des Schlafs (besonders in den Tiefschlafphasen) können wir spirituelle Einsichten und Botschaften erlangen oder uns mit der universellen Heilenergie verbinden. Das kann automatisch passieren, das musst du nicht trainieren, denn deine Seele weiß ganz genau, was sie tut.

Wusstest du, dass Schlaf eine direkte Auswirkung auf den Heilungsprozess bei chronischen Krankheiten hat? Schlaf fördert die Regeneration von Gewebe und Zellen, was für Menschen mit chronischen Schmerzen besonders wichtig ist. Durch erholsamen Schlaf kann die Schmerzempfindlichkeit verringert und die Heilung des Gewebes unterstützt werden.

Schlaf ist eng mit der mentalen Gesundheit verbunden. Unzureichender Schlaf kann das Risiko für psychische Erkrankungen wie Depressionen und Angstzustände erhöhen. Mir ist bewusst, dass in der heutigen Zeit alles schnelllebig ist und der Tag auch 40 Stunden haben könnte. Wir wollen so vieles machen und sein und die Zeit reicht einfach nicht. Und leider werden beim Schlaf oft Abstriche gemacht, vielleicht kennst du das auch? „Ah, dann schlafe ich weniger, dann schaffe ich das", „Dann stehe ich viel früher auf, um das fertig zu machen", „Ich schaue noch diese Folge auf Netflix, 5 Stunden Schlaf reichen auch noch." Dabei sollte Schlaf eine deiner Prioritäten sein und natürlich ist mir bewusst, dass das nicht immer geht. Denn mit Babys und Kindern ist das leichter gesagt als getan. Trotzdem möchte ich die Wichtigkeit betonen, da wir ohne einen guten Schlaf auf Dauer auch nicht gut funktionieren können. Wie eine batteriebetriebene Lichterkette, die immer flackert, weil nicht genug Energie vorhanden ist. Ein erholsamer Schlaf ist mehr als nur eine Pause für den Körper! Er ist eine Voraussetzung für das Wohlbefinden und die Selbstheilung auf allen Ebenen – von der Zelle bis zur Seele.

Hier ein paar Tipps, wie du deinen Schlaf verbessern kannst:

- Mindestens eine Stunde kein TV, Handy, Laptop vor dem Zu-Bett-Gehen!
- Warme Füße helfen (Kuschelsocken, Füße waschen und eincremen)!
- Um deine Aufmerksamkeit nur auf eine Sache zu lenken und deine Gedanken zur Ruhe kommen zu lassen: Zünde eine Kerze an und betrachte 5 Minuten ihr Licht (Versuche dabei an nichts Bestimmtes zu denken und einfach im Moment zu sein).
- Im Bett denkst du den Tag rückwärts, also von gerade eben bis zum Morgen. Was hast du gemacht? Was ist passiert? Wen hast du getroffen? Da du so kurz nochmal den Tag reflektierst, hast du in der Nacht für andere Dinge Zeit und musst das nicht im Schlaf „verarbeiten".
- Achte auf deinen Atem und atme ein paar Mal ganz bewusst. Stelle dir vor, dass du dabei neue, frische Energie aufnimmst und alles Belastende vom Tag ausatmest.
- **Optional:** Bitte dein geistiges Team, dich in der Nacht zu führen und dir durch die Träume etwas für dich Wichtiges zu zeigen.

Negative Energien und Einflüsse aus deinem Umfeld

Die negative Energie von Menschen in unserem Umfeld – seien es Kolleg:innen, Familie, Freund:innen oder der Partner, die Partnerin – kann einen erheblichen Einfluss auf unsere Selbstheilungskräfte haben, sowohl auf körperlicher als auch auf emotionaler und energetischer Ebene. Wenn wir regelmäßig mit Menschen in Kontakt kommen, die negative Emotionen oder toxische Energien aussenden – wie Wut, Neid, Angst oder Kritik – kann das unsere eigene Energie stören und Blockaden erzeugen. Aber Achtung: Das passiert nur, wenn du dafür empfänglich bist! Nur weil jemand seinen emotionalen „Müll" bei dir ablässt, muss sich das nicht negativ auf dich auswirken. Wenn du geerdet bist, in deiner Energie, im besten Fall auch höher schwingst und ausgeglichen bist, dann kann das Negative an dir „abprallen". Wenn du jedoch selbst ausgelaugt, gestresst, müde oder überfordert bist und dann viele Menschen um dich hast, die nicht zu deinem besten Wohl handeln (egal ob durch Lästern, zu hohe Erwartungen, Aggressionen, Neid, Eifersucht und Streit), kann sich das natürlich auf deine Energie auswirken und diese auf Dauer blockieren. Diese Blockaden können die fließende Bewegung der Lebensenergie (oft als Chi, Prana oder Qi bezeichnet) behindern, die für die Selbstheilung wichtig ist.

Wenn du sehr emphatisch und/oder hochsensibel bist, können die Emotionen anderer sich auf dich übertragen. Es nennt sich „emotionaler Vampirismus", wenn die Energie eines anderen uns „aussaugt". All diese Dinge passieren meist aber nur, wenn du empfänglich dafür bist. Also sorge dafür, dass du dich gut um dich und deine Energie kümmerst. ABER, du darfst auch Verantwortung in deinem Leben übernehmen und bewusst entscheiden, wen du in deinem Leben haben möchtest und wen nicht. Und ja, auch die Freundin, mit der du seit 25 Jahren befreundet bist, die dir aber nur Energie raubt, darf gehen. Das heißt nicht, dass du alles sofort über einen Haufen werfen musst, aber dich damit mehr beschäftigen darfst. Wenn ein Mensch in deinem Leben dir mehr Energie nimmt als zu geben, ohne dass eine Balance herrscht, dann solltest du das ansprechen. Teile deine Bedenken mit und sei ehrlich mit dir und der Person (oder Personen).

Wenn sich zum Beispiel eine Freundin seit Jahren nur bei dir über ihren Mann beschwert und du versuchst, ihr zu helfen, sie aber deine Hilfe nie annimmt, dann solltest du einen Schlussstrich ziehen. Denn mehr kannst du nicht tun, als jedem, der sich beschwert oder „auskotzt", deine Hilfe anzubieten. Wenn diese aber nicht angenommen wird oder die Person eigentlich grundsätzlich nicht bereit ist, an sich oder der Situation zu arbeiten, dann weißt du, dass sie sich eigentlich nur beschweren will. Der Teufelskreis geht also nie zu Ende, somit musst du eine Entscheidung treffen: Willst du dir das weiterhin antun? Du kannst der Person z. B. sagen: „Hey, ich habe dir schon öfter etwas vorgeschlagen und möchte dir auch helfen. Aber ich habe das Gefühl, du möchtest dir nicht helfen lassen oder auch nichts an der Situation ändern, nehme ich das richtig wahr? Denn dann sind diese Gespräche ja sinnlos. Lass uns dann gerne über etwas anderes sprechen." Und schau, wie dein Gegenüber reagiert. Und wenn die Person sich weniger bei dir meldet oder der Kontakt einschläft – Herzlichen Glückwunsch :)

Behüte deine heilige und wertvolle Energie und Zeit! Mache dir einfach mehr bewusst, welche Menschen du gerne um dich haben möchtest und sei mutig, dazu zu stehen. Ich weiß, es ist nicht leicht. Ich bin ein People Pleaser und habe es geschafft, nur noch Menschen in meinem Umfeld zu haben, die ich so unglaublich liebe und schätze. Energievampire habe ich aus meinem Leben entfernt. Ob das leicht war? Überhaupt nicht. Aber ich bin so dankbar, dass ich mich nach und nach getraut habe.

Und damit sage ich nicht, dass es immer ein Kontaktabbruch sein muss, sondern sei authentisch. Sei offen und ehrlich mit deinem Gegenüber, vielleicht wird sich dadurch das Verhältnis massiv verbessern. Oder überlege, auf welche Art und Weise du deine Energie schützen kannst und belastende Themen nicht an dich heranlässt. Stell dir zum Beispiel vor, dass du eine energetische Wand hochziehst und alles, was belastend ist, in dieser Wand „kleben“ bleibt und dich nicht berührt.

Ich lade dich zu einer Übung ein …

- Nimm dir dafür einen Stift und Papier (oder dein Journal).
- Ziehe mittig eine vertikale Linie von oben nach unten.
- Auf die linke Seite schreibst du oben ein + und auf die rechte Seite ein –.
- Bei dem + schreibst du Namen der Menschen auf, die dir Energie geben.
- Bei dem – schreibst du Namen der Menschen auf, die dir Energie nehmen.
- Ich hoffe, es stehen mehr Namen auf der linken (+) Seite. Reflektiere eine Weile über die Namen. Hast du viele auf der rechten (–) Seite? Was kannst du tun, um diese Menschen auf die linke Seite zu bekommen? Oder vielleicht auch, sie tatsächlich nicht mehr aktiv an deinem Leben teilhaben zu lassen. Wenn du dich hilflos fühlst, suche dir Unterstützung und lasse dich dabei auch begleiten. Vielleicht ja von einer Person der linken (+) Seite?
- Als Nächstes kannst du die Übung erweitern und andere Energieräuber entlarven. Der Ablauf ist der gleiche. Lets go:
- Nimm dir dafür wieder einen Stift und Papier (oder dein Journal).

- Ziehe auch hier mittig eine vertikale Linie von oben nach unten.
- Auf die linke Seite schreibst du oben ein + und auf die rechte Seite ein –.
- Welche Gedanken/Aktivitäten/Aufgaben/Umgebungen/Gewohnheiten geben oder nehmen dir Energie?
- Bei dem + schreibst du alles auf, was dir Energie gibt (z. B.: Meditation, Sport, Spaziergang, Malen, Tanzen, Lesen, Weiterbildung, Katzen ...).
- Bei dem – schreibst du alles auf, was dir Energie nimmt (z. B. der laute Arbeitsweg, die hohe Verantwortung, der Nebenjob, zu viel Social Media ...).
- Was kannst du tun, um die Dinge von der rechten Seite zu minimieren oder ganz zu eliminieren? Überlege dir erste Schritte (oder einen ersten Schritt) für jeden einzelnen Punkt.

Und auch hier musst du nichts übers Knie brechen, die Veränderung muss nicht von heute auf morgen passieren. Erste Schritte zur Änderung sind sehr kraftvoll und bringen meistens schon sehr viel ins Rollen. Hab den Mut, anzufangen, und vertraue dem Prozess.

Wenn du dich von Energieräubern verabschiedest und aufräumst, schaffst du unglaublich viel Platz für neue, wundervolle Energie. Das fördert enorm unsere Selbstheilungskräfte und ganz nebenbei auch unser Selbstvertrauen und unsere Selbstliebe.

Streit/Drama

In einer Beziehung, in der negative Energie ständig präsent ist – z.B. durch Streit, Manipulation oder ständigem Drama – können wir unserer eigene Lebensenergie schaden oder in einen Zustand starker Erschöpfung kommen. Das führt dazu, dass unser Energiesystem und unsere Aura geschwächt werden. Das wiederum blockiert unsere Heilkräfte, aber auch die Verbindung nach oben, zu höheren Bewusstseinsebenen. Einige Menschen sind tatsächlich süchtig nach Drama und brauchen den Streit. Meist hat das etwas mit einer tiefsitzenden Wunde aus der Kindheit zu tun. Das kann natürlich sehr individuell sein, und falls du dich hier wiedererkennst, lege ich dir ans Herz, dir dieses Thema anzuschauen. Im Drama gefangen zu sein lieben viele Menschen, schäme dich nicht dafür. Es kann sein, dass in deiner Kindheit dir das so vorgelebt wurde und du es nicht anders kennst. Es kann sein, dass du große Schwierigkeiten mit deiner Selbstliebe und dem Vertrauen hast. Wie gesagt, hier kann ein Profi helfen, sei mutig, dich in eine Therapie zu begeben. Ganz ehrlich, meine persönliche Meinung ist: Wir ALLE brauchen eine Therapie! Die Welt wäre dann so viel schöner. Ständiges Drama und Streit macht unglaublich viel mit unserem Nervensystem, aber auch mit unserer Energie. Diese verpulverte Energie könntest du für wundervolle Dinge nutzen. Da ich keine Therapeutin bin, belasse ich das Thema hier, hoffe jedoch, dass wenn du dich angesprochen fühlst, du den Mut findest, das Thema dahinter anzuschauen – deiner Heilkräfte zuliebe.

Zu wenig Me-Time/Erholung

Zu wenig Zeit für dich selbst führt dazu, dass deine Energie im Außen verbraucht wird – sei es durch Arbeit, soziale Verpflichtungen oder Stress. Wenn du dich nicht regelmäßig von dieser äußeren Energie befreist und in deine eigene Mitte zurückkehrst, kann das dazu führen, dass du dich ausgelaugt und disconnected fühlst. Deine Selbstheilungskräfte sind mit deiner Energie verbunden. In Momenten der Erholung und „Me-Time" kannst du diese Energie wieder aufladen und in Balance bringen. Und ja, ich weiß, es ist leicht gesagt, denn ganz oft verlieren wir uns im Alltag und werden von äußeren Erwartungen und Aufgaben überwältigt. Ohne „Me-Time" gerät diese Verbindung zum inneren Selbst in den Hintergrund, und das wiederum kann dazu führen, dass du deine Intuition nicht mehr richtig wahrnimmst. Diese Auszeiten ermöglichen dir die Integration von Erfahrungen und Gefühlen, was für den Heilungsprozess sehr wichtig ist. Dein Körper und Geist wissen intuitiv, wie sie sich regenerieren können, wenn du ihnen den Raum und die Zeit gibst, es auch zu tun.

Strahlung/WLAN

Die Auswirkungen von WLAN und Strahlung auf unsere Selbstheilungskräfte sind ein Thema, das zunehmend in der wissenschaftlichen und spirituellen Diskussion steht. Obwohl es keine eindeutigen Beweise gibt, ob WLAN und Strahlung auf unsere Selbstheilungskräfte wirken, gibt es physiologische und energetische Perspektiven, die wir nicht unterschlagen sollten. Es gibt Hinweise darauf, dass Strahlungen eine Stressreaktion im Körper hervorrufen können, die als Elektrosensibilität bekannt ist. Diese Stressreaktion kann zu einem Zustand von chronischem Stress führen, der die Selbstheilungskräfte negativ beeinflussen kann. Einige Forschungsergebnisse zeigen, dass Strahlungen die Zellkommunikation und den Zellstoffwechsel stören können, was zu einer verminderten Fähigkeit des Körpers führen kann, sich selbst zu regenerieren und zu heilen. Es kann auch unseren Schlaf beeinflussen, denn Störungen im Schlaf durch elektromagnetische Felder können ebenfalls die Heilung beeinträchtigen, da Schlaf eine wichtige Zeit für die Regeneration des Körpers und die Aktivierung der Selbstheilungskräfte ist. Meine Einladung an dich: Schalte den WLAN Router nachts immer aus! Durch Nachbarn, andere Geräte oder Funkmasten sind wir Strahlungen durchgehend ausgesetzt, dann können wir zumindest ein bisschen was bewirken. Außerdem sollten wir unser Smartphone nachts ausschalten, also nicht nur lautlos, sondern komplett AUS. Um den Strahlungen entgegenzuwirken, gibt es auch bestimmte Steine, die dich dabei unterstützen können. Ich persönlich liebe Schungit. Ich habe Schungit sowohl am Schreibtisch, auf dem mein Laptop steht, am WLAN Router und auch im Schlafzimmer.

Schungit ist ein natürliches Mineral und wird oft als Schutz gegen elektromagnetische Strahlung (z. B. von Handys, Computern oder WLAN) angepriesen. Es gibt jedoch keine wissenschaftlich fundierten Beweise, die belegen, dass Schungit tatsächlich elektromagnetische Strahlung blockieren oder abschwächen kann. Wenn du jedoch feinfühlig bist für Energien oder auch energetisch arbeitest, bin ich mir sicher, dass du das spüren kannst. Man glaubt, dass Schungit eine Art energetische Wirkung hat, die die schädlichen Auswirkungen von elektromagnetischen Feldern neutralisieren kann. Ich habe auch an mein Smartphone einen flachen Schungit geklebt. Ich finde, man sollte es ausprobieren, ich persönlich nehme positive Veränderungen wahr.

Blaulicht

Blaulicht, vor allem das künstliche Blaulicht von Smartphones, Tablets, Computern und LED-Beleuchtung, hat einen starken Einfluss auf unsere Gesundheit und unsere Selbstheilungskräfte. Vor allem zu viel und in den späten Abendstunden kann es negative Auswirkungen auf den Körper haben. Das betrifft die physische Gesundheit und auch die energetischen Prozesse im Körper.

Blaulicht beeinflusst die Produktion von Melatonin, einem Hormon, das für den Schlaf-Wach-Zyklus verantwortlich ist. Der Körper hat einen natürlichen Rhythmus, der durch Licht und Dunkelheit gesteuert wird. Wenn wir abends Blaulicht ausgesetzt sind, vor allem in den Stunden vor dem Schlafengehen, wird die Melatoninproduktion gehemmt. Dies erschwert den Einstieg in den Schlaf und kann zu Schlafstörungen führen.

Der Schlaf ist ein zentraler Bestandteil der Selbstheilung. Während des Schlafs regeneriert sich der Körper, repariert Zellen, stärkt das Immunsystem und verarbeitet emotionale Belastungen. Wenn zu viel Blaulicht konsumiert wird, vor allem ein paar Stunden vor dem Schlafengehen, können diese wichtigen Heilungsprozesse beeinträchtigt werden, was sogar die Fähigkeit des Körpers zur Selbstheilung schwächen könnte. Der Teufelskreis beginnt, denn wenn der Körper durch wiederholte Schlafstörungen oder eine mangelhafte Schlafqualität nicht die notwendige Regeneration erhält, kann dies zu einem Zustand von chronischem Stress führen. Dauerhafte Müdigkeit und Schlafmangel erhöhen die Ausschüttung von Stresshormonen wie Cortisol. Ein dauerhaft erhöhter Cortisolspiegel hat viele negative Auswirkungen auf die Gesundheit: ein geschwächtes Immunsystem, eine verlangsamte Heilung von Verletzungen und Krankheiten und eine Erhöhung des Risikos für chronische Erkrankungen. Chronischer Stress blockiert oft die natürlichen Heilungsprozesse des Körpers. Der Körper ist nicht in der Lage, in den Zustand der Entspannung und Regeneration zu kommen, der für die Selbstheilung notwendig ist. Das bedeutet, dass die Selbstheilungskräfte in einem Zustand ständigen „Alarmzustands“ gehemmt werden.

In vielen spirituellen Lehren geht man davon aus, dass das Ungleichgewicht von Energien und Energieblockaden im Körper die Selbstheilung behindern kann. Doch du kannst etwas dagegen tun, bzw. einige Schutzmaßnahmen beachten:

- **Blaulichtfilter nutzen:** Viele Geräte bieten mittlerweile die Möglichkeit, Blaulicht zu reduzieren, entweder durch eingebaute Filter oder spezielle Apps, die den Blaulichtanteil anpassen. Es gibt auch Brillen mit Blaulichtfilter, die speziell entwickelt wurden, um die Augen zu schützen. Diese sind von Vorteil, da du hiermit auch das Blaulicht von Lampen im Raum reduzierst. Ich würde dir farbige Brillengläser empfehlen (gelb, orange oder rot). Durchsichtige Blaulichtfilter Brillen sind meiner Recherche nach nicht so wirksam wie farbige.
- **Bildschirmzeit verringern:** Ich weiß, leicht gesagt! Gerade abends will man vielleicht noch vor einer Serie entspannen oder im Bett noch durch Instagram scrollen. Aber gerade abends sollte man die Nutzung von digitalen Geräten wie Smartphones, Tablets, TV und Laptops reduzieren. Besser wäre es, ein Buch zu lesen, zu meditieren oder dein Dankbarkeitstagebuch auszufüllen. Auch entspanntes Yoga vor dem Schlaf ist unglaublich wohltuend.
- **Natürliche Lichtquellen:** Versuche, tagsüber möglichst viel Zeit im natürlichen Licht zu verbringen, um die Produktion von Melatonin zu fördern und die Balance deines natürlichen Rhythmus zu unterstützen.
- **Schlafumgebung optimieren:** In der Nacht sollten elektronische Geräte aus dem Schlafzimmer entfernt oder mindestens auf Flugmodus gestellt werden. Eine dunkle und ruhige Umgebung unterstützt die natürliche Heilung des Körpers während des Schlafs.

Müssen wir ständig an der Heilung arbeiten?

Nein! Ich persönlich bin kein Fan von ständiger Heilung. Ich kenne viele spirituelle Menschen, die sich zur Aufgabe machen, von einem Lernthema zum nächsten zu hüpfen, so viel wie möglich in Heilung bringen und sich ganz schön viel aufbürden. Sie machen eine Familienaufstellung nach der nächsten, machen Seelenrückholungen, sind regelmäßig bei Heilkreisen, buchen Reiki Sessions, versuchen mit Schamanen und Energieheiler:innen alles aufzuarbeiten, was nur geht, und jeden Monat oder mehrmals wöchentlich Pflanzenmedizin zu konsumieren, um schneller zu den wichtigen Themen zu gelangen. Viele gehen dabei in die Opferrolle und beschreiben all das als schwierig und als Last, da sie ja die ganzen Ahnenthemen lösen müssen und von einem kollektiven Trauma ins nächste gehen, um dies zu heilen. Aber: Du musst gar nichts! Wenn du das fühlst und möchtest, dann tue das aus Liebe und aus dem Herzen. Vergiss jedoch nicht, dass du auch hier bist, um zu LEBEN. Du bist hier, um das Leben zu genießen, Erfahrungen zu sammeln und wahrscheinlich auch so viele Emotionen wie möglich zu fühlen (ja, ALLE :))!

Sobald wir uns von einem Thema ins nächste stürzen und so viel wie möglich heilen wollen, verlieren wir die Leichtigkeit und Freude im Leben. Damit will ich nicht sagen, dass wir nicht heilen sollten. Ich persönlich fühle, dass die Themen sowieso im Leben immer zum richtigen Zeitpunkt kommen. Wir müssen sie nicht suchen, glaube mir, sie finden uns :)

Geheilt sind wir eh nie und das ist auch ok so. Wenn Menschen anfangen, sich mit Spiritualität zu befassen, öffnen sie ein großes Fass. Das ist etwas so Schönes und Spannendes. Es ist, als ob man die Welt mit anderen Augen sieht und die Neugier wächst täglich. Es gibt so viel zu entdecken, so viel zu erfahren und so viel zu heilen. Und tatsächlich neigen gerade am Anfang viele dazu, sich in 1000 Themen gleichzeitig zu stürzen. Ich habe viele Klient:innen, die dann sagen: „Oh Gott, wie soll ich all das heilen? Es gibt soooo viel! Ahnenthemen, traumatische Vorleben, Besetzungen, Seelenverträge, Seelenverlust ..." Aber vielleicht müssen wir nicht alles sofort heilen? Lasst uns mehr ins Vertrauen gehen, dass die Themen zur richtigen Zeit im Leben kommen, ohne etwas erzwingen zu müssen. Ich verstehe natürlich, wenn das Leben nicht so läuft, wie man es sich wünscht, dass man alles dafür tut, um das zu ändern. Zu oft erlebe ich, dass dann auch wöchentlich bei verschiedenen Heiler:innen Termine gebucht werden. Und natürlich können diese helfen und unterstützen, aber das größte Problem hierbei ist, dass wir uns nicht mit uns selbst beschäftigen wollen oder können, sondern die Heilung im Außen suchen. Später dazu mehr.

Können Heiler:innen uns heilen?

Vielleicht wird dich diese Antwort schocken, aber meiner Meinung nach: Nein! Und das sage ich als schamanische Heilerin. Für mich sind Heiler:innen Wegbegleiter:innen und Unterstützer:innen. Natürlich können wir aktiv Heilung einleiten und positiv darauf wirken, jedoch geht das nur, wenn der/die Klient:in sich dafür öffnet und bereit ist, an sich zu arbeiten. Ich habe einmal monatelang keine Sitzungen mehr angeboten, weil ich so demotiviert war. Die meisten Klient:innen, die zu mir kamen, wollten Heilung erfahren, waren aber nicht bereit, etwas dafür zu tun. Sie wollten alle paar Wochen zu mir kommen, ich sollte dann etwas Energiearbeit machen und quasi Wunder bewirken.

Sobald ich „Hausaufgaben“ aufgab, wurde sie meistens nicht gemacht. Und das waren wirklich keine großen Dinge, sondern eher über bestimmte Themen zu reflektieren, Atemübungen zu machen oder kleine Rituale. Das wurde dann aber häufig nicht ausgeführt, da: „Die Zeit fehlte“, „Die Kinder waren immer da“, „Ah es war so viel los.“ Aber wenn du Zeit hast, zu mir zu kommen, hast du auch 5 Min. am Tag für dich. Und du kannst zu so vielen Heiler:innen gehen, wie du möchtest, wenn du dich nicht mit dir selbst befasst und auch selbst an dir arbeitest, können Heiler:innen nur bedingt helfen. Meist ist es dann auch nur wie eine Symptom-Behandlung. Denn wenn du nichts veränderst und weiterhin dein Leben lebst, wie du es vorher getan hast, wird sich auch nichts ändern. Wie Albert Einstein auch sagte: „Wahnsinn ist, immer wieder das Gleiche zu tun und andere Ergebnisse zu erwarten.”

So ist es auch, wenn du ein Retreat besuchst und absolut glücklich und beseelt bist. Du bist motiviert, dein Leben zu verändern, und merkst vielleicht, wie schön Ruhe und Me-Time sein können. Wie erfüllend es sein kann, sich endlich mit sich selbst zu beschäftigen. Und dann kommt der Alltag ... Hier ist dann die größte Herausforderung, tatsächlich die Dinge umzusetzen, die du dir vorgenommen hast. Viele kehren zurück in den Alltag und werden erstmal von einer Stresswelle erfasst. All die Arbeit, die sich angehäuft hat, all das, was man verpasst hat. Oft vergisst man sehr schnell, was man sich vorgenommen hat, und kommt aus diesem beseelten Gefühl sehr schnell heraus. In manchen Fällen kommt es sogar zu noch mehr Stress als vor dem Retreat. Warum ist das so? Da du dieses beseelte Gefühl nun kennengelernt hast, willst du es erst recht wieder haben. Wenn dir das durch den Stress nicht gelingt, kommt eine unbewusste (manchmal auch bewusste) Wut hoch. Wut auf die Welt, auf die Arbeit und dir selbst gegenüber, weil du es nicht geschafft hast, diese Ruhe in den

Alltag mitzunehmen. Deshalb mein Tipp für dich: Plane VOR deinem Urlaub oder Retreat, wie du die ersten Tage danach so ruhig wie möglich gestalten kannst. Gib Aufgaben ab, die Wäscheberge vielleicht in die Wäscherei und plane ggf. 1-2 Urlaubstage länger ein, um anzukommen. Im Grunde zeigt uns der Urlaub, Me-Time oder ein Retreat, was wir wirklich vermissen und brauchen. Das kann sein: mehr Ruhe, Kreativität, mehr Sonne, Yoga, Tanzen, Meditieren oder einfach Stille. Baue das, was dir gutgetan hat, in deinen Alltag ein, das können auch 10-15 Min. täglich sein.

Verzweifelte Suche nach Heilung

Ich möchte nur kurz auf das Thema Pflanzenmedizin eingehen, denn gerade im Schamanismus wird gerne damit gearbeitet. Im Moment boomt es überall von Angeboten mit: Ayahuasca, Magic Mushrooms, Rapé, Kambo, Bufa usw.

Vorab möchte ich sagen, dass ich Pflanzenmedizin als etwas sehr Heiliges und Wundervolles sehe. Jedoch nehme ich immer öfter wahr, wie sehr diese Pflanzenmedizin und die Spirits der Pflanzen missbraucht werden. Pflanzenmedizin wird zu oft angewendet, und auch von Menschen, die weder in der Lage sind, mit den Spirits der Pflanze zu arbeiten, noch den heiligen Raum zu halten. Da ich schon länger reise, sehe ich überall auf der Welt, wie die Pflanzenmedizin z. B. bei Retreats angeboten wird von Menschen, die nie eine Heiler-Ausbildung absolviert haben. Manche haben das an einem Wochenendseminar gelernt und servieren nun heilige Pflanzenmedizin. Ich kann jedem, der sich dafür interessiert, nur empfehlen, sich gut zu informieren und immer auch auf die Intuition zu hören. Wo hat die Person gelernt? Kann die Person energetisch arbeiten, bzw. auch den heiligen Raum halten? Du kannst sie auch direkt fragen. Wenn sie verwirrt wirken oder stotternd antworten sollte, dann höre in dich hinein, ob du das wirklich machen solltest. Gerade der *safe space* ist unglaublich wichtig. Und falls du dich fragst, was eigentlich ein heiliger Raum ist, möchte ich dir das kurz erklären. Es geht darum, einen Raum zu schaffen, der energetisch geschützt und rein ist, in dem man sich mit spirituellen Wesen, den Ahnen oder den Kräften der Natur verbinden kann. Dieser heilige Raum ist dann bestens vorbereitet, um energetisch arbeiten zu können oder Rituale durchzuführen. Und vor allem spielt der heilige Raum eine sehr wichtige Rolle beim Schutz vor Fremdenergien oder Besetzungen. Der Raum wird gereinigt und energetisch geschützt, damit keine negativen Energien oder Fremdenergien eindringen, die die Arbeit oder auch die Menschen, die sich im Raum befinden, beeinträchtigen könnten. Denn durch energetische Arbeit, Heilkreise, Breathwork, Pflanzenmedizin, Kakaozeremonien usw. öffnen wir uns energetisch, dadurch können wir uns angreifbar machen. Aber keine Sorge, im Normalfall dürfte nichts passieren, da wir auch einen guten Eigenschutz haben. Es kann aber vorkommen, dass durch solche Zeremonien sogar Besetzungen (negative Energien, Verstorbene, niedrig schwingende „dunkle" Wesen) sich anhaften können, wenn die leitende Person den heiligen Raum nicht eröffnet hat oder ihn halten kann.

Wenn jemand den Raum und die Gruppe energetisch nicht halten kann, dann kann das Ganze sogar gefährlich werden. Ich möchte dir hier keine Angst machen, nur bin ich dafür, mehr Bewusstsein in diesem Bereich zu schaffen. Natürlich wissen das viele nicht und vertrauen den Menschen, die so etwas anbieten, und das ist auch schön, jedoch sollte man hier doch ein paar Infos mehr einholen. Mir selbst ist das in Mexiko bei einer Kakaozeremonie, an der ich teilgenommen habe, passiert. Ein dunkles Wesen hat sich an mich angeheftet. Normalerweise schütze ich mich vor solchen Zeremonien, aber diesmal hatte ich das vergessen. Auch war ich im Vertrauen, dass die Person doch sicherlich einen Raum halten kann. Und ich möchte auch nicht schlecht über diese Person reden, das macht sie ja nicht aus Boshaftigkeit, sondern einfach nur aus dem Unwissen heraus. Und leider gehen viele Menschen zu naiv an die Sache heran. Außerdem muss ich auch dazusagen, dass meine eigene Energie nicht so gut war, denn ich war extrem gestresst und gar nicht in Balance mit mir. Daher war ich auch leichter dafür empfänglich als andere.

Wenn ich von Pflanzenmedizin spreche, meine ich in diesem Kontext Pflanzen, die in schamanischen Zeremonien und spirituellen Praktiken weltweit verwendet werden. Diese Pflanzen werden häufig für ihre (meist) psychoaktiven oder heilenden Eigenschaften genutzt, um das Bewusstsein zu erweitern, spirituelle Erkenntnisse oder Klarheit zu gewinnen oder Heilung auf körperlicher und emotionaler Ebene zu erfahren. Das sind z. B. Pilze (meist Psilocybin-haltig), Ayahuasca, Rapé und auch ritueller Rohkakao, wobei Rohkakao sehr sanft ist. Es gibt natürlich noch sehr viel mehr, aber diese sind eher bekannt.

Pflanzenmedizin ist etwas wirklich Wundervolles. Aber sie kann auch süchtig machen, obwohl es Pflanzenmedizin ist. Das habe ich schon so oft gesehen. Das Problem, wenn du häufig konsumierst, ist: Du flüchtest aus der Realität und integrierst die versteckten Themen nicht. Das, was Pflanzenmedizin dir zeigt, ist wichtig. Du solltest mit den Infos arbeiten und diese aufnehmen.

Wenn du ein Thema integrierst, bedeutet das, es in einem bestimmten Kontext oder in dein Leben, Denken oder Handeln so einzubinden, dass es sich natürlich und sinnvoll anfühlt. Es geht darum, das Thema zu verstehen, es anzunehmen und in eine breitere Perspektive oder ein größeres Ganzes einzufügen. Wenn dir also ein Thema gezeigt wird, z. B. Vergebung, Selbstliebe, Loslassen, bestimmte (traumatische) Momente aus deinem Leben, dann arbeite weiterhin damit. Reflektiere über dieses Thema und hole dir gern Hilfe von Psycholog:innen, (schamanischen) Heiler:innen oder Coaches, falls du alleine nicht weiterkommst. Manchmal lösen sich Themen auch einfach auf, indem sie gesehen und erkannt werden. Aber dein Gefühl wird dir schon sagen, ob du mehr damit arbeiten darfst oder nicht.

Im Schamanismus geht man davon aus, dass in den Pflanzen auch Spirits leben – die Pflanzengeister. Die Pflanzengeister haben bestimmte Qualitäten und wundervolle Eigenschaften, die für uns sehr unterstützend und auch heilsam sein können. Und deshalb empfinde ich es als nicht wertschätzend den Pflanzengeistern gegenüber, wenn man Pflanzenmedizin missbraucht. „Missbrauchen" ist für mich z. B. das **unbewusste** und viel zu häufige oder tägliche Konsumieren von Pflanzenmedizin. Wir können mit Pflanzengeistern auch arbeiten, ohne sie zu konsumieren, dazu braucht es jedoch meiner Meinung nach eine schamanische Ausbildung, da wir auf die „Ebene der Pflanzengeister" reisen.

Was auch viele nicht wissen oder unterschätzen ist, dass sich Pflanzengeister bei sehr häufigem Konsum im Körper und in unserer Realität manifestieren. Das heißt, sie übernehmen irgendwann das Steuer, und das habe ich tatsächlich schon einige Male beobachtet. Es war fast schon gruselig, wie die Menschen nicht ganz bei sich waren. So schön und heilsam Pflanzenmedizin ist, gibt es wie auch bei fast allem eine Kehrseite.

Meine Tipps:

- Nimm Pflanzenmedizin nur, wenn sie dich ruft! Höre auf deine Intuition.
- Wenn du sie konsumieren willst, dann bei jemand Erfahrenen (informier dich und frage die Person dazu. Im besten Fall wurde dir jemand empfohlen).

Wenn sie dich ruft, kann sie Wundervolles bewirken. Wenn du sie nimmst, weil du das aus Spaß und Neugier erleben willst, kann es auch ein ziemlich blöder Trip werden. Ich habe hier die etwas negativen Seiten aufgezeigt, möchte aber auch erwähnen, wie bewusstseinserweiternd und lebensverändernd eine solche Erfahrung sein kann. Tatsächlich gab es auch schon viele Erfahrungsberichte darüber, dass Menschen sich so von Depressionen geheilt haben, Ängste loslassen und Trauer bewältigen konnten. Es ist eben eine heilige Medizin. Mehr möchte ich darauf nicht eingehen, da es sonst den Rahmen sprengen würde. Aber ich würde mir wünschen, dass mit Pflanzenmedizin **bewusster** umgegangen wird, voller Wertschätzung, Dankbarkeit und Demut.

SCHAMANISMUS

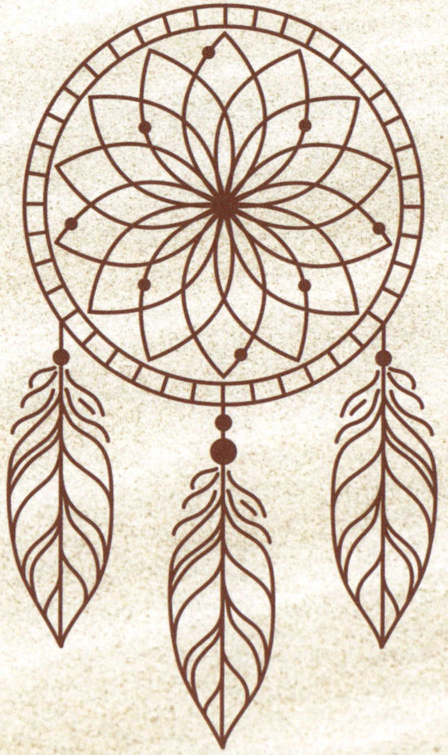

Geschichte des Schamanismus

Schamanismus ist eine der ältesten spirituellen Praktiken überhaupt und ist ca. 30.000 bis 40.000 Jahre alt. Dies konnte man anhand von Höhlenmalerei, Ritualgegenständen und geschnitzten Figuren nachweisen. Schamanismus ist keine Religion, denn Religionen gab es erst viel später. Im Schamanismus glaubt man daran, dass alles im Universum miteinander verbunden ist – Menschen, Tiere, Pflanzen, Steine und die Elemente Feuer, Wasser, Erde und Luft. Es gab auch schon immer männliche und weibliche Schamanen, auch die Frauen wurden als „Schamane" bezeichnet. Heutzutage nennt man weibliche Schamanen meist Schamanin, aber früher wurde nicht gegendert und der Begriff „Schamane" ist weder weiblich noch männlich. Ein Schamane hat viele Aufgaben und Rollen, ohne ihn/sie konnte ein Stamm früher nicht überleben. Er/sie war: Heiler:in, Medizinmann/Medizinfrau, Vermittler:in zwischen den Welten und Ratgeber:in. Schamanen haben Rituale und Zeremonien durchgeführt, das heilige Wissen bewahrt, den Stamm vor bösen Geistern beschützt und Sterbende begleitet.

Schamanen können mit der geistigen Welt kommunizieren – sei es mit Geistern, Ahnen, Naturwesen oder höheren spirituellen Kräften. Diese Kommunikation erfolgt oft in Trancezuständen, die durch Rituale, Tänze, Trommeln oder den Gebrauch von Heilpflanzen wie Ayahuasca oder Peyote erreicht werden. In Trance können Schamanen in andere Bewusstseinszustände übertreten, die sie als Tore zu anderen Welten sehen. Auch hing das Überleben des Stammes davon ab, dass der Schamane den Jägern und Sammlern sagen konnte, wo Nahrung zu finden war. Doch wie gelang ihm das? Schamanen können mit Geistwesen kommunizieren und sich im Trancezustand in deren Welt bewegen. Dort baten sie entweder um Unterstützung bei der Heilung oder um Hinweise auf ergiebige Jagd- oder Sammelgebiete. In Zeiten, in denen es weder Supermärkte noch Google Maps gab, war es schwierig, Nahrung einfach zufällig zu finden. Daher war die Fähigkeit der Schamanen, „zu sehen“, wo die Nahrungssuche erfolgreich sein könnte, überlebensnotwendig.

Ein zentraler Aspekt des Schamanismus ist die Heilung – sowohl körperlich als auch seelisch. Schamanen sind Heiler:innen, die durch spirituelle Einsicht und Rituale Krankheiten behandeln, energetische Blockaden lösen und das spirituelle Gleichgewicht wiederherstellen können.

Heilung aus schamanischer Sicht

Im Schamanismus bilden Körper, Geist und Seele eine Einheit. Es gibt auch viele unterschiedliche Erklärungen, was die Seele, der Geist oder das Bewusstsein ist. Deshalb kannst du auch teilweise widersprüchliche Aussagen lesen. Je nach Kultur, Religion oder Glaube. Aus der geistigen Welt weiß ich, dass es sowieso schwer ist, dieses in menschliche Begriffe und Boxen zu packen. Die geistige Welt schmunzelt immer, wenn ich frage, ob sie es mir so menschlich wie möglich erklären können. Irgendwann habe ich aufgehört, alles analysieren und verstehen zu wollen, denn das war von mir definitiv egobasiert. Ich versuche hier trotzdem meine Sichtweise mit dir zu teilen, vielleicht ist es stimmig für dich, vielleicht auch nicht.

Du hast einen physischen Körper, den du sehen und anfassen kannst. Dein Körper ist dein Tempel und du darfst ihn durch Ernährung, Bewegung, Achtsamkeit und Pflege fit halten. Es ist wichtig, dass wir uns gut um unseren Körper kümmern, denn hier wohnt (ein Teil) deiner Seele.

Du hast einen Geist im Sinne von Denken und Fühlen. Der Geist wird auch als „nichtmaterieller" Bereich des Menschen bezeichnet. Der Geist wird manchmal verstanden als die Psyche, einschließlich des Unterbewusstseins.

Du hast eine Seele im Sinne von Bewusstsein. Die Seele ist unser „Ganzes Selbst", unser multidimensionales Selbst. Dein wahres Sein! Deine Seele ist eine bewusste individuelle Energie. Du kannst die Seele betrachten als den ewigen Kern, welcher du in Wahrheit bist, der göttliche Funke!

Ich mag das Beispiel mit dem Auto ganz gerne: Stell dir vor, dein Körper ist ein Auto. Dein Geist/Verstand ist der Fahrer oder Chauffeur. Deine Seele ist der Fahrgast.

Diese Metapher wird oft verwendet, um die Beziehung zwischen Körper, Geist und Seele zu erklären. Ich finde, sie hilft dabei, ein tieferes Verständnis dafür zu entwickeln, wie diese drei Aspekte zusammenarbeiten, aber auch unterschiedliche Rollen und Funktionen in unserem Leben haben. Der Körper steht für das „Auto", das Gefäß, in dem wir leben und das wir nutzen, um Erfahrungen in der physischen Welt zu machen. Unser Körper ist das physische Instrument, dadurch können wir mit der Welt um uns herum in Kontakt treten. Unser Körper ist der Tempel unserer Seele, es ist ein heiliges Gefäß, das uns hilft, unsere Lebenserfahrungen auf der Erde zu sammeln. Wir können zwar Krankheiten und Verletzungen erleben, aber unser Körper ist „nur" das

Werkzeug, durch das unsere tiefere Essenz (die Seele) agiert und Erfahrungen sammelt. Der Körper ist vergänglich, aber er ist auch der Ort, an dem wir uns in dieser Welt manifestieren.

Der **Geist** oder **Verstand** ist der „Fahrer" oder „Chauffeur" des Körpers. Er ist die bewusste Instanz, die Entscheidungen trifft, plant, denkt, lenkt und das Leben führt. Der Verstand ist verantwortlich für unsere Handlungen, unser Verhalten und die Art und Weise, wie wir die Welt wahrnehmen und interpretieren.

Der Verstand ist das Werkzeug, das uns hilft, uns durch das Leben zu navigieren, uns zu orientieren und praktische Entscheidungen zu treffen. Die Seele ist der „Fahrgast" im Auto. Sie ist die unsterbliche, göttliche Essenz, die nicht nur in diesem Leben, sondern über viele Inkarnationen hinweg existiert. Die Seele ist der wahre Kern von dir, das unvergängliche Bewusstsein, das in dir wohnt. Sie ist mit deiner höchsten Wahrheit und deinem hohen Selbst verbunden, mit deinem Seelenplan und deiner tiefen Weisheit. Die Seele ist ruhig und beobachtend, sie kennt die Richtung und das Ziel, aber sie lässt dem „Fahrer" (dem Verstand) die Verantwortung für das Fahren. Gleichzeitig gibt die Seele die Richtung vor, z. B. über die Intuition. Also: Der Körper ist vergänglich und kann beschädigt, verletzt oder verändert werden und ist das physische Instrument für den Ausdruck deiner Seele. Der Körper sollte mit Respekt und Achtsamkeit behandelt werden, da er das „Gefäß" für die spirituelle Reise ist. Der Verstand ist nicht der Ursprung unserer wahren Identität, aber er ist wichtig, um hier im Leben zu agieren.

Der Verstand sollte als „Fahrer" jedoch nicht die absolute Kontrolle übernehmen, sondern sich von der Seele leiten lassen. Wenn dein Verstand in Verbindung mit deiner Seele arbeitet, ist das natürlich absolut ideal. In der heutigen Welt neigen wir dazu, uns nur als „das Auto“ (den Körper) oder „den Fahrer“ (den Verstand) zu sehen. Doch die wahre Identität, die unsterbliche Essenz, ist die Seele, die in uns lebt und uns zu unserem wahren Selbst führt. Indem wir uns mehr mit der Seele verbinden und ihre Weisheit in unser tägliches Leben integrieren, können wir als Fahrer (Verstand) besser durch das Leben navigieren. Wir dürfen verstehen, dass der Körper und der Verstand Hilfsmittel sind, die uns auf unserer Reise durch das Leben unterstützen, aber die wahre Essenz unseres Selbst liegt in der Seele, die weiß, was unser Seelenplan ist und uns zu einem höheren, spirituelleren Leben führt.

Aber im Laufe unseres Lebens werden wir geprägt von verschiedenen Menschen und Erfahrungen. Wir lernen von unseren Eltern, Erzieher:innen, Lehrer:innen, Großeltern oder anderen Bezugspersonen, was „richtig“ und „falsch“ ist. Das sind jedoch Richtlinien und „Masken“, die wir übernehmen, ohne sie zu hinterfragen. Ich glaube fest daran, dass sich unsere Seele vor jeder Inkarnation hier auf der Erde überlegt, welche Erfahrungen sie machen möchte, welche Menschen sie treffen möchte und sich auch einen Plan macht, welche Stationen sie im Leben erreichen möchte. Ganz oft denken Menschen, dass dies etwas Großes sein muss wie berühmt sein, reich sein, Nobelpreisträger sein. Dabei sind es oft Dinge wie: Vergebung lernen, Liebe zulassen, Mutter sein, Einsamkeit erfahren. Ja, tatsächlich kann ein Seelenplan auch beinhalten, viel Trauer, Einsamkeit und Wut zu spüren. Auch wenn sich das erstmal aus menschlicher Sicht negativ anhört, ist es das für die Seele nicht unbedingt. In der geistigen Welt gibt es meiner Erfahrung nach keine Wut, Hass, Trauer oder Schmerz. Deshalb ist es für die Seele so reizvoll, dies als Mensch zu erleben. Die Seele unterscheidet nicht in negativ oder positiv, sondern freut sich über eine Palette an Emotionen und Gefühlen. Die Seele möchte so viele unterschiedliche Erfahrungen wie nur möglich sammeln, daran wächst sie. Es geht der Seele also nicht immer darum, die Erleuchtung zu finden oder spirituell zu erwachen. Manchmal möchte die Seele ein ganz „normales" menschliches Leben führen und die menschlichsten Dinge tun, z. B. als Koch arbeiten, Beziehungen führen, sich auch mal streiten, lieben und versöhnen. Nicht jede Seele ist hier, um erleuchtet zu werden und dann im spirituellen Bereich zu arbeiten, weil alles andere ja zu 3D mäßig ist.

„3D" (Dreidimensionalität) beschreibt den „physischen" oder „materiellen" Zustand der Welt – die Realität, in der wir uns mit unseren fünf Sinnen erleben und in der Zeit und Raum als feste, lineare Dimensionen wahrgenommen werden. So wird quasi das „Muggel"-Leben beschrieben, um es mal mit einem Harry Potter-Beispiel zu nennen. In vielen spirituellen Traditionen gibt es die Vorstellung, dass wir als Menschen von einer rein 3D-orientierten Wahrnehmung zu höheren Dimensionen des Bewusstseins übergehen – wie zum Beispiel zu 4D (vierdimensionales Bewusstsein) oder 5D (fünfdimensionales Bewusstsein). 4D wird oft mit Zeit und Erweiterung des Bewusstseins verbunden und 5D wird als ein Zustand der Vereinigung, Liebe und Ganzheit beschrieben, der über die Dualität von 3D hinausgeht. Der Übergang in höhere Dimensionen wird also als ein Schritt in eine Welt des Einheitsbewusstseins, der Liebe und der Erleuchtung verstanden.

Die Seele möchte so gut es geht ihrem Seelenplan folgen, den sie vor der Inkarnation mit ihren geistigen Helfern (z. B. Geistführer) erstellt hat. Wenn die Seele von diesem Seelenplan abweicht über längere Zeit, klopft sie nach und nach an, um dich daran zu erinnern (physisch/körperlich, mental, emotional, psychisch). Es kann sein, dass dann z. B. ein paar Dinge schieflaufen oder nicht so verlaufen, wie du es dir wünschst. Oder dass das Leben immer schwerer wird, viel Stress entsteht und es sich so anfühlt, als müsstest du für alles kämpfen.

Die meisten Menschen haben jedoch verlernt, auf die Sprache der Seele zu hören, und nehmen auch ihre Intuition nicht wahr. Und wenn du dann über lange Zeit deine Intuition ignorierst, immer weiter dich von deinem Seelenplan entfernst, sieht die Seele ihre einzige Möglichkeit darin, dich körperlich zu erreichen. Und das ist meist nur über körperliche Beschwerden und Krankheiten möglich. Es kann eine Erkältung sein, damit du endlich zur Ruhe kommst, in der Hoffnung, dass du so anfängst, auf deine innere Stimme zu hören. Meist reicht das jedoch nicht ... oft muss mehr passieren als nur eine Erkältung. Chronische Krankheiten oder Schlimmeres. Denn erst dann fangen wir an, uns mit unserer Gesundheit auseinanderzusetzen. Das macht die Seele natürlich nicht, um dir zu schaden, sondern dir zu sagen: „Hey, du bist auf dem falschen Weg. Jetzt wird's endlich Zeit, etwas zu ändern!"

Deshalb heißt es auch im Schamanischen: Nur wenn Körper, Geist und Seele im Einklang sind, sind wir vollkommen gesund, glücklich und in unserem Gleichgewicht.
Viele Krankheiten treten auf, wenn eines der drei aus dem Gleichgewicht geraten ist. Wenn wir uns krank fühlen, gehen wir zum Arzt, doch was machen wir, wenn es der Seele nicht gut geht? Schenkst du allen drei Elementen gleich viel Aufmerksamkeit?

Ich finde den Satz sehr schön: „Ein (schamanischer) Heiler ersetzt keinen Arzt. Ein Arzt ersetzt keinen (schamanischen) Heiler." :)

Wie du deinem Seelenplan folgst? Es ist eigentlich ganz einfach: Mache das, was dir Freude bereitet (wenn es natürlich menschlich vertretbar ist). Folge deinem Herzen und löse dich von allem, was dir nicht guttut. Naja ok, vielleicht ist es doch nicht ganz so einfach... denn unser Seelenplan könnte auch beinhalten, viel Wut, Trauer oder Schmerz zu erfahren, um dann in die Heilung oder Liebe zu finden. Deshalb ist es umso wichtiger, tiefer einzutauchen und zu verstehen, warum diese Dinge passieren. Aber eins stimmt: Folge deinem Herzen! Und ja, es kann auch sein, dass dein Herz dich z.B. in eine toxische Beziehung führt. Das geschieht aber auch nicht ohne Grund. Vielleicht darf dadurch gelernt werden, Grenzen zu setzen oder an der Selbstliebe und dem Selbstwert zu arbeiten. In diesem Buch hast du ja ein paar Tools, wie du besser auf deine Intuition und dein Herz hören kannst. Es ist ein Weg und ein Prozess, sei liebevoll und geduldig mit dir selbst.

Schamanische Annahmen & Weisheiten

Ich persönlich finde, dass uns alte Weisheiten sehr erden können und uns aufzeigen können, was wirklich wichtig ist. Alte schamanische Lehren betonen die Verbindung mit der Natur, die Einheit aller Dinge und die Bedeutung von Achtsamkeit und spiritueller Ausrichtung. Vieles klingt „so einfach" und trotzdem verlieren wir uns oft im Alltag und im Stress.

Viele dieser Weisheiten können uns dabei helfen, in unsere Mitte zu kommen, unsere Selbstheilungskräfte zu aktivieren und ein Leben in Einklang mit uns selbst und der Welt zu führen. Hier sind einige Schlüssellehren, die auch in der heutigen Zeit kraftvolle Unterstützung bieten können.

Verbindung mit der Natur

„Die Erde ist unser großer Lehrer" – Schamanen glauben, dass alles Leben miteinander verbunden ist und dass die Erde selbst ein lebendiger Organismus ist, der uns alles bietet, was wir zum Heilen und Wachsen brauchen. Schamanen sind fest davon überzeugt, dass der Mensch untrennbar mit der Natur verbunden ist. Unsere körperliche, geistige und spirituelle Gesundheit hängt direkt von unserer Beziehung zur Erde ab. In der heutigen Zeit, in der wir oft von der Natur getrennt sind, erinnert uns diese Weisheit daran, wie wichtig es ist, wieder mit den natürlichen Rhythmen des Lebens in Einklang zu kommen. Wie du dich mehr mit der Natur verbinden kannst, findest du unter anderem auch ganz am Ende des Buches in der „Heilkräfte Toolbox".

Weisheit des Flusses

Im Schamanismus wird der Fluss des Lebens oft mit Wasser verglichen. Der Fluss kann als Metapher für den natürlichen Fluss unserer Emotionen, Gedanken und Erfahrungen dienen. Schamanen lehren, dass wir uns dem Fluss des Lebens hingeben sollten, anstatt uns gegen ihn zu sträuben.

„Wenn der Wind sich ändert, verändere dich mit ihm." – Diese Weisheit sagt uns, dass es wichtig ist, flexibel und anpassungsfähig zu bleiben. Schamanen verstehen, dass das Leben ständig im Fluss ist und dass Veränderung ein natürlicher Bestandteil des Seins ist. Wir dürfen lernen, mit den Kräften der Natur und des Lebens im Einklang zu sein, um uns weiterzuentwickeln und heilen zu können. In einer Zeit, in der viele Menschen Angst vor Veränderung haben, ist diese Weisheit besonders kraftvoll.

Was du dafür tun kannst:

- Lerne, das Leben so zu nehmen, wie es kommt, und vertraue darauf, dass Herausforderungen und Schwierigkeiten Teil des natürlichen Flusses sind.
- Erlaube dir, Emotionen fließen zu lassen, ohne sie zu unterdrücken. Schaffe Raum, um Wut, Traurigkeit oder Freude zu fühlen, damit diese Energien weiterziehen können.
- Praktiziere Loslassen: Lass alte Wunden oder Glaubenssätze los, die dich blockieren und den natürlichen Fluss deines Lebens stören.

Kraft der Absicht

Schamanen glauben an die transformative Kraft der Absicht. Unsere Gedanken und Absichten haben eine direkte Auswirkung auf unsere Realität. Wenn wir klare Absichten setzen, können wir heilen und unser Leben verändern. Auch wenn Schamanen in die Anderswelt reisen oder Kontakt zu Geistwesen aufnehmen wollen, setzen sie vorher eine Absicht: Wo will ich hin? Mit wem möchte ich kommunizieren? Das ist wichtig beim schamanischen Reisen, sonst kommst du weiß Gott wo raus :) Aber auch im Alltag und in unserem Leben sollten wir Absichten haben, planlos und orientierungslos durch das Leben zu gehen, ist für dein Seelenheil nicht förderlich.

Was du dafür tun kannst:

- Setze jeden Tag eine bewusste Absicht, die im Einklang mit deinem Hohen Selbst ist. Zum Beispiel: „Ich bin gesund und in Frieden mit mir selbst“, „Ich öffne mich für Heilung und Wachstum“, oder: „Ich erlaube mir glücklich zu sein.“
- Visualisiere deine Absicht, sei es körperliche Heilung, emotionale Klarheit oder spirituelle Erleuchtung. Versuche, in dieses Gefühl zu fühlen und es in deinem Körper auszubreiten.
- Nutze Rituale oder Zeremonien, um deine Absichten zu verstärken, z. B. durch das Anzünden einer Kerze, Räucherstäbchen, Meditieren oder das Sprechen von heilsamen Affirmationen.

Ehre Licht und Schatten

Im Schamanismus gibt es eine tiefe Weisheit, die das Gleichgewicht zwischen Licht und Dunkelheit/Schatten betont. Dunkelheit wird nicht als negativ angesehen, sondern als ein Raum für Transformation und Heilung. Schamanen erkennen die Notwendigkeit an, sowohl das Licht als auch die Dunkelheit in sich zu integrieren, um inneren Frieden zu finden. Ich weiß, dass viel von Lichtarbeit oder Lichtarbeitern gesprochen wird und gerade in der „Spiri-Bubble" sich viel um „Licht und Liebe" dreht, aber ich liebe diese Weisheit sehr, denn es gehört immer beides zum Leben. Die Dualität ist wichtig und wir dürfen uns mehr von dem Vorurteil lösen, dass Dunkelheit gleich etwas Negatives ist.

Was du dafür tun kannst:

- Akzeptiere und ehre deine Schattenseiten und dunklen Phasen. Sie gehören genauso zu deinem Sein wie die hellen Momente.
- Nutze diese dunklen Zeiten, um tiefe Heilung und Selbsterkenntnis zu erfahren. Manchmal dürfen wir einfach in den Schmerz eintauchen, um neue Erkenntnisse zu gewinnen und uns zu befreien.
- Suche die Balance zwischen den polaren Energien des Lebens: Tag und Nacht, Geben und Empfangen, Aktivität und Ruhe.

Heilung durch Verbindung und Ehrung der Ahnen

Für Schamanen ist Heilung ohne die Beziehung zu den Vorfahren und Ahnen kaum denkbar. Die Verbindung zu unseren Ahnen kann eine Quelle von Weisheit, Stärke und Unterstützung sein. In vielen schamanischen Traditionen wird geglaubt, dass die Ahnen uns in unseren Heilungsprozessen führen. Sie sind die Hüter:innen von traditionellem Wissen und heilenden Praktiken. Ahnen verfügen über eine Art kollektive Heilenergie, und wenn Schamanen sich auf diese Energie einstimmen, können sie diese Kraft aktivieren, um Heilung auf körperlicher, emotionaler und spiritueller Ebene zu fördern. Die Ahnen können dabei helfen, das persönliche Gleichgewicht wiederherzustellen.

In vielen schamanischen Kulturen wird geglaubt, dass Tiere spirituelle Boten sind, die uns Botschaften von den Ahnen oder der Natur übermitteln. Die Tiere werden als Lehrer und Wegweiser auf dem eigenen Heilungsweg angesehen. Diese Weisheit erinnert uns daran, dass wir oft übersehen, was die Natur uns zu sagen hat, und dass Tiere eine tiefere Bedeutung und Botschaft in unserem Leben haben können. Rotkehlchen wurden zum Beispiel immer als ein Zeichen von einem Verstorbenen angesehen. Das können aber auch unterschiedliche Tiere sein. Falls du also vermehrt immer wieder das gleiche Tier bzw. Tierart siehst, kann es auf jeden Fall auch ein Bote des Himmels sein. Es ist im Schamanismus also wirklich wichtig, die Ahnen zu ehren und sie nicht zu vergessen.

Was du dafür tun kannst:

- Schaffe eine regelmäßige Praxis, in der du dich mit deinen Ahnen verbindest. Das kann durch Gebete, Meditation, Ahnenrituale oder das Tragen von Symbolen deiner Familie sein. Du musst dafür deine Ahnen nicht kennen, es geht mehr um das Spüren und Verbinden.
- Bitte deine Ahnen um Führung, Weisheit und Unterstützung bei Herausforderungen oder Heilungsprozessen. Vielleicht bekommst du durch Synchronizität, Impulse, Eingebungen oder deine Träume Antworten.
- Versteh, dass Heilung auch darin besteht, alte Familienmuster zu erkennen und bewusst zu transformieren. Das kann passieren durch eine Hypnotherapie, durch schamanische Heilarbeit (Ahnenarbeit) oder Familienaufstellung. Du bist Teil einer langen Linie und du hast die Möglichkeit, Heilung für dich und deine Familie zu bringen.

Ausnahmsweise empfehle ich dir eine Serie: „Ein anderes Selbst“ auf Netflix. Hier wird sehr schön gezeigt, welchen Einfluss unsere Ahnen auf unser Leben haben können.

Stille und Meditation

Schamanen betonen die Bedeutung der Stille als Zugang zu innerer Weisheit. In der Stille können wir unsere wahre Natur und die spirituellen Wahrheiten erkennen. Diese Weisheit lehrt uns, dass der Lärm der Welt uns von unserer wahren Natur ablenken kann und dass wir durch Meditation, Stille und Bewusstheit Zugang zu tiefem Heilwissen finden können. In einer Welt, die von ständiger Ablenkung geprägt ist, ist diese Weisheit besonders wertvoll.

Was du dafür tun kannst:

- Nimm dir regelmäßig Zeit für Stille und Meditation, um in deine innere Welt einzutauchen und dich mit deinem Hohen Selbst zu verbinden.
- Praktiziere Achtsamkeit im Alltag. Achte auf die kleinen Momente des Lebens, z. B. bei der Arbeit, beim Spazieren oder beim Gespräch mit einer Freundin. Sei so gut wie es geht im Moment.
- Mache Atemübungen oder höre schamanische Trommelmusik, um in tiefere, meditative Zustände zu kommen. Weiter hinten findest du bei „Heilung durch Trommeln" mehr Infos zu diesem heilsamen Instrument.

Alles ist in dir

„Alles, was du suchst, alle Antworten liegen bereits in dir." – Diese Weisheit spricht davon, dass die wahre Heilung und das wahre Wissen nicht von außen kommen, sondern dass du die Kraft in dir trägst. Du bist in der Lage, dich selbst zu heilen und zu wachsen. Schamanen sehen den Menschen als ein Wesen, das tief mit der spirituellen Welt verbunden ist, und glauben auch, dass die Antworten oft in unserem eigenen Inneren zu finden sind, wenn wir lernen, uns mit uns selbst und der Natur zu verbinden. Alte schamanische Weisheiten zeigen immer wieder auf, dass das Wiederentdecken unserer Verbindung zu uns selbst, der Natur und dem Universum unglaublich wichtig ist. Indem wir uns auf die Prinzipien von Achtsamkeit, Absicht, Naturverbundenheit, innerer Balance und Ahnenweisheit einlassen, können wir tiefere Heilung und ein erfülltes Leben finden. Diese praktischen und spirituellen Lehren helfen uns, in unsere Mitte zu kommen und unsere Selbstheilungskräfte zu aktivieren. Manchmal müssen wir uns nur daran erinnern, wer wir wirklich sind. Damit meine ich nicht deine menschliche Hülle, sondern, dass du ein wundervolles, multidimensionales Wesen bist. Deine Seele weiß alles und hat schon so viel erlebt, dieses Wissen geht niemals verloren, du darfst dich einfach erinnern.

Zyklus

„Der Kreis ist der Weg der Heilung." – Der Kreis ist ein zentrales Symbol im Schamanismus, weil er für Ganzheit, Unendlichkeit und den Zyklus des Lebens steht. Schamanen glauben, dass Heilung nicht linear ist, sondern zyklisch. Alles ist miteinander verbunden und kehrt immer wieder zu einem Punkt zurück, um sich weiterzuentwickeln. Diese Weisheit erinnert uns daran, dass Heilung nicht immer eine gerade Linie ist, sondern ein Prozess von Wiederholung und Erneuerung. Außerdem saßen und sitzen Schamanen oft im Kreis, da es ein Symbol für Einheit ist. Alle sind auf Augenhöhe und keiner ist besser oder schlechter als der andere. Vielleicht dürfen wir auch hier demütiger werden und uns diese Weisheit öfter in Erinnerung rufen.

Sonne und Mond

„Großvater Sonne" und „Großmutter Mond" – Schamanen glauben an die heilenden Kräfte von Sonne und Mond. Die Sonne wird als „Großvater" betrachtet, weil sie oft mit männlicher Energie, Stärke, Weisheit und Licht in Verbindung gebracht wird. Großvater Sonne wird als Quelle des Lebens und der Energie angesehen. Er ist derjenige, der den Tag erleuchtet, die Pflanzen zum Wachsen bringt und den Zyklus des Lebens antreibt. In vielen schamanischen Kulturen wird die Sonne als eine Art spiritueller Beschützer und Lehrer verehrt. Der Mond hingegen wird als „Großmutter" bezeichnet, da er mit weiblicher Energie, Intuition, Fürsorge und den natürlichen Zyklen des Lebens in Verbindung steht. Großmutter Mond hat eine enge Verbindung zu den natürlichen Rhythmen des Körpers, insbesondere zu den Zyklen von Menstruation und Fruchtbarkeit. Sie repräsentiert auch die Verbindung zur Dunkelheit, dem Geheimnisvollen und dem Unbewussten. Der Mond wird in der spirituellen Szene auch „die Mondin" genannt, sie wird in vielen Traditionen als heilend und schützend angesehen.

Die Bezeichnung „Großvater" und „Großmutter" drückt also eine tiefe Verehrung und eine symbolische familiäre Verbindung zu den Himmelskörpern aus. Sie stehen für die Weisheit und das Verständnis, die von älteren Generationen weitergegeben werden.

In vielen Zeremonien und Ritualen im Schamanismus wird „Großvater Sonne" um seine Kraft und Weisheit gebeten, während „Großmutter Mond" für Heilung, Intuition und spirituelle Führung gerufen wird. Diese Beziehung zwischen den Himmelskörpern und den schamanischen Kräften drückt das Gleichgewicht zwischen männlicher und weiblicher Energie, Tag und Nacht sowie Licht und Dunkelheit aus. Im

Schamanismus ist es normal, sich mit den Himmelskörpern zu verbinden und hier auch um Hilfe zu bitten.

Diese Verbundenheit ist für mich immer wieder überwältigend. Meine erste „bewusste" Erfahrung mit Großvater Sonne werde ich nie vergessen. Schon öfter habe ich mich zwar mit Großvater Sonne und Großmutter Mond verbunden, auch habe ich die unglaubliche Energie gespürt, jedoch nie Botschaften erhalten. Ich bin in Hamburg an der Alster spazieren gegangen, als ich einen abgesägten Baumstumpf gesehen habe. Es war warm, die Sonne schien und es erschien mir perfekt, um mich auf diesen Baumstumpf zu setzen. Ich habe mich geerdet und in Gedanken gesagt: „Danke, Großvater Sonne, für deine heilsame Energie. Bitte transformiere mit deiner feurigen Kraft alles aus meinem Energiesystem, was mir nicht dienlich ist." Ich spürte auch energetisch, dass es in mir arbeitete, und habe es genossen. Nach ca. 8-10 Minuten hörte ich innerlich eine männliche Stimme, die sagte: „Du musst nun in den Schatten, sonst könnte ich dir schaden." Ich war total erschrocken und baff! Ich wusste sofort, dass Großvater Sonne mit mir gesprochen hatte. Ich wusste auch, dass er damit meinte, dass ich sonst einen Sonnenbrand bekommen würde, denn es war wirklich heiß und die Sonne war sehr stark zu spüren. Voller Dankbarkeit und Demut bin ich in den Schatten gewandert. Dieses Erlebnis führte dazu, dass ich mich immer öfter mit Großvater Sonne verbunden habe und nachfrage, wann ich aus der Sonne gehen soll. Das hört sich vielleicht komisch an, aber es funktioniert. In Mexiko scheint ja fast immer die Sonne, dort habe ich viele Monate gelebt und seit ich immer nachfrage, hatte ich noch nie einen Sonnenbrand. Ich höre dann immer, wann ich mich umdrehen soll oder komplett raus aus der Sonne soll. Das ist so verrückt und gleichzeitig so unglaublich schön. Vielleicht möchtest du dir die Tage auch einen Moment nehmen, in dem du dich mit Großvater Sonne und Großmutter Mond verbinden möchtest oder ihnen einfach mit Dankbarkeit begegnest.

Was wir von Schamanen lernen können

Mensch, ärgere dich nicht

Ein Auto drängt sich vor dich und schnappt sich deinen Parkplatz, sodass du 30 Minuten länger suchen musst. Ziemlich blöd, oder? Oder dein Chef hat einen schnippischen Kommentar über dich abgelassen vor all deinen Kollegen. Oder deine Mutter hat dich mit einem Satz getriggert, der dich daran erinnert, dass sie dir nichts zutraut. Wie lange hältst du daran fest und ärgerst dich? Schamanen leben achtsam und sehr im Moment. Ärger entsteht oft durch das Festhalten an der Vergangenheit oder die Sorge um die Zukunft. Schamanen lehren uns, dass es wichtig ist, sich auf den gegenwärtigen Moment zu konzentrieren und sich nicht in Gedanken oder Emotionen zu verlieren. Wenn wir den Ärger beobachten, anstatt uns von ihm mitreißen zu lassen, können wir ihn loslassen. Ein Schamane wurde mal gefragt, welche Tools er nutzt, um „herunterzufahren", die Antwort war: „Ich muss nicht runterkommen, ich rege mich einfach nie auf. Warum denn auch?" Durch das Festhalten am Ärger schadest du am meisten dir selbst. Wenn du die Situation in dem Moment nicht ändern kannst, lass sie los. Und wenn du die Situation und das Ärgernis akzeptierst, bedeutet es nicht, dass es in Ordnung ist, unfair behandelt oder verletzt zu werden, sondern, dass man sich nicht von der Emotion dominieren lässt. Wenn der Ärger dich nicht loslässt, dann frage dich, warum du diese Emotion erlebst und was sie dir sagen möchte. Oft ist Ärger ein Hinweis auf ungelöste Probleme oder Verletzungen, die angeschaut werden dürfen.

Nehmen wir das Beispiel mit der/dem Autofahrer:in, der dir den Parkplatz weggeschnappt hat. Vielleicht hatte der/die Fahrer:in dich gar nicht gesehen oder wahrgenommen, dass du den Parkplatz wolltest.

Oder es gab einen Notfall und der/die Fahrer:in hat für einen Parkplatz gebetet und war überglücklich, ihn gefunden zu haben. Vielleicht war dieses Erlebnis ein Zeichen des Universums für diese Person. Was wenn diese Person es nicht böse meinte? Höchst wahrscheinlich wird die Person auch nicht an dich denken, während du dich vielleicht noch Stunden darüber aufregst. Aber nun zur Reflexion, was möchte dir dieses Erlebnis aufzeigen? Vielleicht ärgerst du dich bloß, weil du immer knapp etwas verpasst. Vielleicht, weil andere meist schneller sind oder du das Gefühl hast, dass immer dir so etwas passiert oder andere mehr Glück haben oder dass das Universum nie auf deiner Seite steht. Egal welche Sätze in so einer Situation in dir hochkommen, verdränge sie nicht. Lass sie da sein und reflektiere, woher diese Gedanken kommen. Vielleicht wurdest du von deinen Geschwistern immer unfair behandelt? Oder kamst immer zu spät, wenn es etwas Tolles zu Hause gab? Und vielleicht passiert dir das auch öfter im Leben, z. B. dass dir immer ein Job vor der Nase weggenommen wird? Finde den Ursprung deines Ärgers.

Und so könntest du reagieren, wenn dir der Parkplatz vor der Nase weggeschnappt wird: „Ok, vielleicht braucht dieser Mensch ihn dringender als ich“, „Vielleicht soll ich zu spät kommen, um etwas oder irgendwen zu treffen“, „Vielleicht werde ich beschützt, indem ich einen anderen Weg nehme.“ Stell dir vor, du fährst in eine andere Straße, findest dort einen Parkplatz. Du rennst zur Arbeit, weil du nun zu spät kommst. Hektisch steigst du in den Fahrstuhl ein und triffst dort die Liebe deines Lebens :) Wärst du pünktlich, wärst du ihm/ihr nicht im Fahrstuhl begegnet, man weiß ja nie.

Was mich direkt zum nächsten Punkt führt ...

Vertrauen

Im Schamanismus spielt Vertrauen eine zentrale Rolle in Bezug auf die eigene innere Weisheit, Intuition und die eigenen Fähigkeiten. Aber auch in Bezug auf die Verbindung mit der geistigen Welt, dem Universum und der Natur. Auch vertrauen Schamanen darauf, dass alles im Leben genau so kommt, wie es soll. Mit all den verschiedenen Menschen, Situationen, Herausforderungen und sogar Krankheiten. Im Schamanismus ist Vertrauen nicht nur etwas, das von außen kommt, sondern es ist eine innere Haltung, die wir einnehmen, indem wir lernen, unserer Intuition und den Botschaften unserer Seele zu folgen. Jeder Mensch hat die Fähigkeit, mit der geistigen Welt und der Natur in Kontakt zu treten – aber um diesen Kontakt zu erfahren, muss man sich selbst vertrauen.

Und da beginnt schon meistens das Problem. Wenn die Teilnehmer:innen meiner Ausbildung Botschaften, Bilder oder Impulse erhalten, kommt ganz oft Unsicherheit auf und die Frage: „Was, wenn ich mir das alles nur einbilde? Was, wenn mir mein Verstand das alles vorspielt?“ Und diese Unsicherheit kann ich gut verstehen. Die Antwort, die kaum einer hören möchte: „Vertraue darauf.“ Und wenn du das nicht kannst, dann frage dich: „Hat dir diese Botschaft gerade geholfen?“, wenn ja, dann ist es doch (erstmal) egal, woher die Botschaft kam. Selbst wenn du dir selbst die Antwort gegeben hast, ist das doch ein tolles Ergebnis. Es muss vielleicht nicht immer von Engeln, Geistführern oder Krafttieren kommen. Wenn ein Schamane eine Reise in die Anderswelt unternimmt, dann tut er dies im Vertrauen darauf, dass er/sie geführt wird und dass er/sie Zugang zu Weisheit und Heilung finden kann, die ihm in seiner Arbeit oder seinem Leben helfen. Auch wir dürfen diese Haltung einnehmen, indem wir lernen, unserer inneren Stimme zuzuhören und darauf zu vertrauen, dass sie uns zu den richtigen Menschen, Orten,

Entscheidungen oder Antworten führt. Wenn wir darauf vertrauen, dass das Leben uns zu dem führt, was wir brauchen, können wir die Dinge mit mehr Gelassenheit und weniger Widerstand annehmen. Und weniger Widerstand bedeutet, wir sparen unsere Energie für etwas, was uns guttut oder wobei wir sie wirklich brauchen können. Was wiederum bedeutet, dass sich das positiv auf unsere Selbstheilungskräfte auswirkt. Und falls du im spirituellen Bereich arbeitest oder gerne mehr Botschaften von der geistigen Welt empfangen möchtest, dann geht das gar nicht ohne Vertrauen. Das Vertrauen in dich, die geistige Welt, das Universum und allem, was ist. Vertraue darauf, dass du nicht allein bist und dass es unterstützende Kräfte gibt, die dich auf deinem Weg begleiten, auch wenn du sie nicht immer sehen kannst. Wenn du diese Kräfte anerkennst und dich ihnen anvertraust, kannst du eine tiefere Verbindung und ein stärkeres Gefühl von Geborgenheit und Sicherheit finden.

Vertrauen spielt auch eine fundamentale Rolle im Heilungsprozess. Schamanen glauben, dass Heilung nicht nur durch körperliche Mittel, sondern vor allem durch das Vertrauen in den Prozess der Heilung geschieht. Wenn wir Vertrauen in uns selbst, in die Welt und unsere Heilkräfte haben, öffnen wir uns für die Möglichkeit, dass Veränderung und Heilung geschehen können. Vertrauen ist die Grundlage für Veränderung, denn ohne Vertrauen blockieren wir den Fluss der Heilung und bleiben in alten Mustern gefangen. Ich persönlich finde es auch wichtig, dass wir nicht nur in guten Zeiten vertrauen, sondern natürlich auch in schwierigen Zeiten und Momenten. Wenn es herausfordernd ist, wenn es schwer oder unfair ist, und auch, wenn du verletzt wirst. Alles hat einen Grund, auch wenn du ihn jetzt vielleicht nicht verstehst. Vertraue darauf, dass du geführt wirst. Vertraue, dass alles zu deinem besten Wohle geschieht, auch wenn es sich in dem Moment überhaupt nicht so anfühlt. Irgendwann wirst du verstehen …

Annahme

Im Schamanismus spielt die „Annahme“ eine große Rolle. Das bedeutet aber nicht, alles passiv zuzulassen, was geschieht, sondern aktiv eine innere Haltung des Verstehens, der Weisheit und der Verbindung zu entwickeln.

Von Schamanen können wir lernen, dass die Realität, so wie sie ist, oft ein Spiegel unserer inneren Welt und der Energien, die wir aussenden, ist. Um in Frieden leben zu können, ist es wichtig zu erkennen, dass wir nicht immer die Kontrolle über äußere Umstände oder das Verhalten anderer Menschen haben. Die Annahme einer Situation bedeutet, sich mit der Realität zu versöhnen, anstatt ständig gegen sie anzukämpfen. Wenn wir uns dem widersetzen, was wir nicht ändern können, verschwenden wir Energie, die wir für Wachstum und Heilung nutzen könnten. Annahme bedeutet, dass wir akzeptieren, was ist, ohne uns ständig zu wünschen, dass es anders wäre. Dies befreit uns von unnötigem Stress und Ärger, da wir die Dinge nicht persönlich nehmen oder versuchen, sie zu kontrollieren.

Schamanen sehen den Wert in allen Wesen und in jeder Erfahrung, da sie oft als Teil eines größeren Ganzen betrachtet werden. Das bedeutet nicht, dass du alles gut finden musst, was andere tun, sondern dass du sie in ihrer menschlichen Unvollkommenheit annehmen darfst. Es geht unter anderem um die Akzeptanz, dass jeder Mensch seine eigenen Erfahrungen, Herausforderungen und Perspektiven hat. Annahme in Bezug auf Menschen z. B. bedeutet, dass wir ihre Handlungen oder Gedanken nicht automatisch als „richtig“ oder „falsch“ bewerten, sondern sie einfach wahrnehmen, annehmen und akzeptieren. Wir erkennen ihre Reise und ihre Lektionen an und üben Mitgefühl und Geduld, auch wenn ihre Handlungen uns verletzen, herausfordern oder wir es nicht verstehen. Das bedeutet nicht, dass wir uns alles gefallen lassen sollten – es geht eher darum, dass wir nicht in einem Zustand des Widerstandes oder der Ablehnung leben, sondern in einem Zustand der inneren Freiheit und des Verständnisses. Natürlich ist das nicht immer einfach, es kann wirklich herausfordernd sein und es ist auch in Ordnung, wenn wir das nicht immer schaffen. Ich glaube, es ist eher wichtig, es immer wieder zu versuchen. Heilung wird nicht durch Verleugnung oder Verdrängung von Erfahrungen geschehen, sondern durch die vollständige Annahme der eigenen Geschichte, der eigenen Verletzungen und der eigenen Fehler. Wenn wir uns selbst oder andere nicht annehmen, blockieren wir den Fluss von Heilung und Wachstum. Schamanen und viele spirituelle Traditionen sagen, dass nur durch die Annahme von allem, was ist, die Möglichkeit besteht, das Potenzial für Veränderung zu entfalten. Indem wir den Schmerz, die Enttäuschung oder den Verlust vollständig annehmen, können wir sie transformieren und in neue Erfahrungen umwandeln. Schamanen lehren uns, dass das Leben unvorhersehbar und dynamisch ist – und dass wahre Annahme bedeutet, nicht an festen Vorstellungen, wie es am besten sein sollte, festzuhalten. Alle Dinge, sowohl die positiven als auch die negativen, sind Teil des natürlichen Kreislaufs von Leben, Tod und Wiedergeburt.

Adler-Perspektive

Schamanen verwenden oft die Metapher des Vogels oder des Adlers, um den Blick aus der höheren Perspektive zu symbolisieren. Der Adler kann hoch in den Himmel fliegen und über das Land blicken, um das größere Bild zu erkennen. Wenn ein Schamane eine Situation oder ein Problem betrachtet, sieht er oft nicht nur den „nächsten Schritt", sondern nimmt sich bewusst die Zeit, die Situation von oben zu betrachten – als ob er über der Sache schwebt. Es gibt ein schönes Sprichwort, was sehr passend ist: „Wenn du tief im Tal stehst, kannst du nur die Bäume um dich herum sehen. Fliegst du jedoch hoch hinauf, erkennst du den gesamten Wald." Wenn wir uns in der Tiefe eines Problems oder eines Konflikts befinden, verlieren wir manchmal den Überblick. Die Adler-Perspektive erinnert uns daran, dass wir uns einen Schritt zurücknehmen sollten, um die größere Bedeutung der Situation zu erkennen. Falls du eine schwere Zeit durchlebst, kannst du aus einer höheren Perspektive darauf blicken und erkennen, dass der Kampf oder die Herausforderung Teil eines größeren Tanzes der Balance und der Transformation ist. Probleme und Konflikte sind oft nicht nur persönliche Herausforderungen, sondern Teil des Prozesses, die Harmonie wiederherzustellen oder zu bewahren. Also ist jede Krise auch eine Chance, in das Gleichgewicht oder auf deinen Seelenweg zurückzufinden. Wenn ich vor Herausforderungen stehe oder es mir nicht gut geht, frage ich mich: Wie würde meine Seele das jetzt sehen? Meine Seele, die multidimensional ist, meine Seele, die nicht zerstörbar ist, meine Seele, die schon so viele Leben durchlebt hat, durch Krieg, Krankheit, Verlust und Schmerz gegangen ist. Meistens fühlt sich dann mein Problem nur noch halb so schwer an. Durch das Herauszoomen wirkt es gar nicht mehr so groß. Damals, als ich gekündigt wurde während Corona und einfach nur Panik hatte, nichts mehr zu finden, habe ich versucht, die Situation aus einer höheren Perspektive zu betrachten. Plötzlich fand ich es schon fast witzig, dass ich mich so fertig gemacht habe. Nun dachte ich: „Hey, gibt Schlimmeres, es ist nur ein Job. Ich bin gesund und habe ein Dach über dem Kopf. Im schlimmsten Fall bekomme ich Arbeitslosengeld, bis ich etwas Neues gefunden habe. Und was ist, wenn ich etwas richtig Cooles und Besseres finde? Was, wenn das so sein sollte?" Und so war es dann schließlich auch, das war der erste Schritt in Richtung Selbständigkeit. Ich möchte niemandem etwas absprechen oder sagen, dass viele Probleme nur halb so wild sind, aber für mich persönlich funktioniert die Adler-Perspektive sehr gut. Falls du aktuell in einer Situation steckst, die dich blockiert, probiere es aus. Wenn du in die Adler-Perspektive gehst, was siehst oder fühlst du? Für was könnte diese Situation dienlich sein? Wenn wir andere Perspektiven zulassen, können wir wachsen. Wenn wir wachsen, wachsen auch unsere Heilkräfte.

Geduld

Oft fühlen wir uns unter Druck gesetzt, schnell Ergebnisse zu erzielen oder unser Leben nach einem bestimmten Plan zu gestalten. Von Schamanen können wir jedoch lernen, dass wir dem Leben vertrauen sollten, dass es uns in die richtige Richtung führt. Das bedeutet, auch einmal auf den richtigen Moment zu warten und geduldig zu sein. Zum Beispiel interessierst du dich für eine schamanische Ausbildung und kannst kaum erwarten, loszulegen. Du möchtest so schnell wie möglich tief eintauchen und lernen. Dann solltest du nicht die erstbeste Ausbildung nehmen, die Google dir vorschlägt, sondern dir auch Zeit nehmen, bis du bei einem Ausbildungsangebot ein „Hey YES“ fühlst. Und vielleicht dauert es ein paar Monate, bis es zu dir findet, aber vertraue darauf, dass es kommt. Natürlich kannst du auch online suchen und ja, es kann direkt das Richtige kommen. Wichtig ist nur: Vertraue deiner Intuition.

Und auch beim Thema Heilung: Schamanen verstehen, dass Heilung nicht von heute auf morgen passiert, sondern ein Prozess ist. Wenn wir uns selbst heilen oder anderen helfen wollen, ist es wichtig zu erkennen, dass Heilung Zeit braucht. Geduld im schamanischen Sinne ist keine Verlangsamung, sondern eine bewusste Entscheidung, in den natürlichen Fluss des Lebens einzutauchen und uns der Zeit und den Prozessen der Natur anzuvertrauen. Wir dürfen uns dem Wachstum, der Heilung und der Transformation hingeben. Wenn du das praktizierst, kannst du ein tieferes Gefühl von Frieden und Balance in deinem Leben finden. Wenn ich ins Vertrauen gegangen bin und mich in Geduld geübt habe, habe ich auch oft feststellen dürfen, das vieles, was ich unbedingt wollte, gar nicht mehr wichtig für mich war oder nicht mein Weg war. Daraus konnte ich wiederrum lernen, WARUM ich dachte, dass diese Dinge wichtig für mich waren. Ah, es wird ja auch nie langweilig :)

Selbstlosigkeit

Schamanen leben oft nach dem Prinzip der Verbindung, des Mitgefühls und des Kollektivs, das über das individuelle Wohl hinausgeht. Meiner Meinung nach ist Selbstlosigkeit etwas, was heutzutage nicht mehr so sehr gelebt wird. Und wenn, dann häufig aus den falschen Gründen, wie z. B., um vor den eigenen Problemen wegzulaufen oder aus einem Helfersyndrom heraus, was meistens ebenfalls als Basis hat, dass man sich lieber mit anderen beschäftigt als mit sich selbst. Schamanen pflegen tiefes Mitgefühl für alle Lebewesen, sei es für Menschen, Tiere, Pflanzen, Steine oder Mutter Erde selbst. Das Mitgefühl steht im Mittelpunkt ihrer Praxis und es geht nicht nur darum, anderen zu helfen, sondern auch darum, ihre Schmerzen zu erkennen und zu verstehen.

Schamanen lehren uns, dass die wahre Heilung und das wahre Dienen oft in der Fähigkeit liegen, zuzuhören und in einem Moment der tiefen Empathie zu sein, ohne sofort Lösungen anzubieten oder uns selbst im Mittelpunkt zu sehen. Schamanen betrachten sich nicht als Einzelgänger:innen, sondern als Teil eines großen Ganzen. Ihre Arbeit und ihre Praktiken sind oft darauf ausgerichtet, das Gleichgewicht und die Harmonie innerhalb ihrer Gemeinschaft zu bewahren. Viele Schamanen (aber auch andere spirituell Praktizierende) beten selbstlos für die

Erde, für den Frieden und die Menschheit. Wann hast du zuletzt für den Frieden, die Menschen oder Mutter Erde gebetet? Beten meine ich nicht im religiösen Kontext. Wenn wir uns selbst als Teil eines größeren Ganzen sehen und unsere Handlungen nicht nur für uns, sondern auch für andere und das kollektive Wohl ausrichten, können wir eine tiefere Bedeutung in unserem Dasein finden. Und das dürfen auch Kleinigkeiten sein, wie z. B. fremde Menschen auf der Straße anzulächeln. Dazu eine kleine Geschichte von mir: Ich saß im Park auf einer Bank, als ein älterer Mann ca. Mitte 70 an mir vorbeilief. Ich schaute ihn an und lächelte. Er schaute erst verdutzt und lächelte zurück. Nach ein paar Schritten kam er zurück zu meiner Parkbank und sagte mir: „Danke. Ihr Lächeln hat mir den Tag versüßt. Es ist wirklich schön, ein freundliches Gesicht zu sehen. Haben Sie einen schönen Tag!" Und das wiederum hat mir den Tag versüßt. Ich strahlte noch stundenlang und dachte dann daran, dass er vielleicht auch noch eine Weile gelächelt hat. Vielleicht hat er ja auch jemanden getroffen und hat ebenfalls einem fremden Menschen den Tag versüßt. Und diese Person hat es vielleicht genauso getan. Plötzlich fühlte es sich an, als wäre mein Lächeln ein Tropfen im Wasser gewesen. Dieser kleine Tropfen kann das Wasser in Bewegung bringen und weitere Auswirkungen haben. Was für ein wundervoller Gedanke ... Es können Kleinigkeiten sein, die eine große Wirkung haben, wie z. B. Freiwilligenarbeit oder soziale Verantwortung. Schamanen sehen sich oft als Hüter der Erde und glauben, dass wahre Heilung und spirituelles Wachstum nur dann möglich sind, wenn wir in Harmonie mit der Natur leben und uns um die Erde kümmern. Sie sehen die Erde nicht als etwas, das sie „besitzen", sondern als etwas, das sie beschützen und pflegen dürfen. Wir dürfen hier unsere menschliche Erfahrung machen, bis wir unseren ausgeliehenen physischen Körper irgendwann an Mutter Erde übergeben. Wenn wir unsere Aufmerksamkeit auf das Wohl der Natur richten und uns für den Schutz der Umwelt engagieren, üben wir Selbstlosigkeit und Verantwortung gegenüber der Erde und den kommenden Generationen. Es können auch kleinere Schritte sein wie: den Plastikmüll reduzieren, weniger Fleisch essen oder ganz darauf zu verzichten, auf Bio-Produkte umsteigen, Müll aufsammeln, für Mutter Erde beten oder draußen für die Vögel und Wildtiere Obst und Nüsse hinlegen. Das Spenden an Organisationen kann ebenfalls eine selbstlose Tat sein. Es kann in vielerlei Form gegeben werden – sei es in Form von Zeit, Energie, Wissen oder einfach nur durch ein freundliches Wort.

Schamanen glauben daran, dass das Geben ohne Erwartung einer Gegenleistung nicht nur zu Heilung führt, sondern das Universum im Gleichgewicht hält. Aber auch wenn wir anderen dienen und helfen, ist es wichtig, dass wir uns selbst nicht vergessen. Wahres Dienen bedeutet auch, sich selbst zu achten und Raum für Regeneration und Heilung zu schaffen, damit wir weiterhin in der Lage sind, zu geben und anderen zu helfen. Von Schamanen können wir auf jeden Fall lernen, dass wahres Dienen, Mitgefühl und Fürsorge für andere nicht im Eigeninteresse geschehen sollten. Natürlich darf es aber auch einen Energieausgleich geben, ich lebe schließlich auch nicht von Luft und Liebe. Und wir dürfen für unsere Energie und Arbeit auch Geld verlangen. Und trotzdem dürfen wir selbstlos sein. Ich persönlich habe ehrenamtlich in der Wildtieraufzucht im Tierheim gearbeitet, spende monatlich an mehrere Organisationen und habe auch schon einige Sitzungen kostenlos gegeben, wenn Menschen Hilfe benötigten, aber kein Geld hatten. Wenn ich sehe, dass ein Mensch oder ein Tier Hilfe brauchen, schaue ich nicht weg. Seit 2014 esse ich kein Fleisch, da ich meine Freunde nicht essen möchte und der Umwelt etwas Gutes tun will. Deine selbstlose Taten können ganz anders aussehen. Ich lade dich dazu ein, dir Gedanken darüber zu machen, was du in deinem Leben Selbstloses tust oder gerne tun würdest. Ich danke dir für dein wundervolles Herz und dein Mitgefühl.

Prinzip des Kollektivs

Schamanen sehen das Leben als ein zusammenhängendes Netz von Beziehungen, in dem jeder einen Teil für das Wohl des Ganzen beiträgt. Jeder Mensch, jede Pflanze und jedes Tier haben eine ganz bestimmte Lebensaufgabe, und diese Lebensaufgabe ist nicht in Konkurrenz zueinander, sondern ergänzen sich. Es geht darum, die Stärken anderer zu erkennen und zu feiern, anstatt sie als Bedrohung zu sehen. Und auch Schadenfreude, also das Gefühl von Freude über das Unglück anderer, ist aus schamanischer Sicht ein Zeichen für inneren Mangel und Mangel an Mitgefühl. Schamanen sind voller Mitgefühl, sowohl für sich selbst als auch für andere. Das Leid oder eine Niederlage von anderen zu feiern, wäre eine Form von Negativität, die den Fluss der Energie und Harmonie stört. Fehlendes Mitgefühl und das Vergleichen mit anderen führen zu Chaos im Inneren.

Das kann sich negativ auch auf die eigenen Heilkräfte auswirken. Anstatt Schadenfreude zu empfinden, geht es im Schamanismus darum, sich in den anderen hineinzuversetzen und zu erkennen, dass Leid auch eine Gelegenheit zur Heilung und Wachstum für alle sein kann. Mitgefühl und Unterstützung sind der Weg für echtes spirituelles Wachstum. Selbstreflexion und Demut sind unter anderem Schlüssel, um das Ego zu besänftigen, also entlarve deine eigenen Ängste und Unsicherheiten. Wenn wir erkennen, dass es genug für alle gibt und dass die Seele jenseits von Konkurrenz und Vergleichen existiert, können wir in Demut und Dankbarkeit leben. Ich biete unter anderem auch schamanische Ausbildungen an, das bedeutet, dass ich Menschen begleite, damit sie ebenfalls Menschen auf ihrem Heilungsweg begleiten können. Ich habe schon öfter von Freund:innen gehört: „Ist das nicht dumm? Du erschaffst dir doch damit deine eigenen Konkurrenten.“ Aber das tue ich nicht, denn ich bin der festen Überzeugung, dass:

- die richtigen Menschen zu mir finden,
- es nicht genug Heilung geben kann,
- jeder Mensch andere Fähigkeiten und Gaben hat und somit auch die richtigen Menschen anzieht.

Das bedeutet, ich habe ganz andere Klient:innen als meine anderen schamanischen Kolleg:innen. Es ist genug für alle da und erst recht, wenn man es aus dem Herzen tut.

Heilung durch Mutter Erde

Wahrscheinlich sagt der Begriff „Erdung" vielen etwas, vielleicht ist er aber für einige neu. Oder du hast ihn schon oft gehört, aber weißt du, was wirklich damit gemeint ist? Ganz oft denken wir, es ist die Verbindung zur Natur und die Verbindung mit Mutter Erde. Erdung bedeutet aber auch deine eigene energetische Zentrierung. Durch die Bündelung deiner Energie fühlst du dich fokussiert, im Gleichgewicht und stark. Ohne ausreichende Erdung kann es passieren, dass du unerwünschte Gefühle oder Verhaltensweisen aufzeigst, z. B.:

- das Gefühl von „abgeschnitten sein" vom Leben oder sich selbst,
- körperliche und/oder emotionale Erschöpfung,
- leicht reizbar, besorgt oder unruhig,
- grundlose Ängste.

Wir sind hier Besucher:innen auf dieser Erde und haben unseren Körper für eine bestimmte Zeit, irgendwann geben wir unseren physischen Körper an Mutter Erde zurück.

Indem du dich erdest, verstärkst du deine Verbindung zu Mutter Erde. Damit ist aber nicht nur die Verbindung mit der Erde oder mit der Natur gemeint, sondern das Wichtigste ist dein INNERER HALT. Man könnte folgendes Synonym für Erdung nutzen: Erdung = Verankerung

Damit ist deine INNERE VERANKERUNG gemeint. Solange du in dir verankert bist, kannst du nicht zerbrechen. Wenn du nicht geerdet bist, kann es sein, dass du dich auf der Erde nicht wohlfühlst. Vielleicht kennst du das Gefühl, dass du dich nicht richtig angekommen fühlst oder sogar so, als ob du nicht auf der Erde sein möchtest? Vielleicht hast du schon mal eine Sehnsucht verspürt nach einem Ort, weißt aber nicht nach welchem? Ein Gefühl wie von Heimweh, aber der Ort ist nicht hier auf Erden? Wir suchen oft vergebens und wissen nicht was. Wenn du deinen inneren Anker setzt, wirst du den Mut finden, dich und das Leben zu erforschen. Du wirst alles viel bewusster machen (essen, atmen, zwischenmenschliche Beziehungen, anderer Umgang mit deiner Zeit). Ohne Erdung können wir unsere Selbstheilungskräfte nicht richtig aktivieren, zumindest wäre das sonst nur kurzfristig. Um deine Selbstheilungskräfte zu aktivieren, musst du wirklich in deinem Körper angekommen sein und ihn annehmen.

Wenn wir uns Erdung in Bezug auf unsere Chakren anschauen, dann ist das Wurzelchakra besonders wichtig. Das Wurzelchakra ist das erste Chakra und sitzt ganz unten auf der Höhe von deinem Steißbein. Das Wurzelchakra ist quasi die Basis, alle weiteren Chakren bauen darauf auf. Wenn also schon die Erdung nicht stimmt und dein Wurzelchakra nicht harmonisiert und aktiviert ist, dann ist alles weitere oben

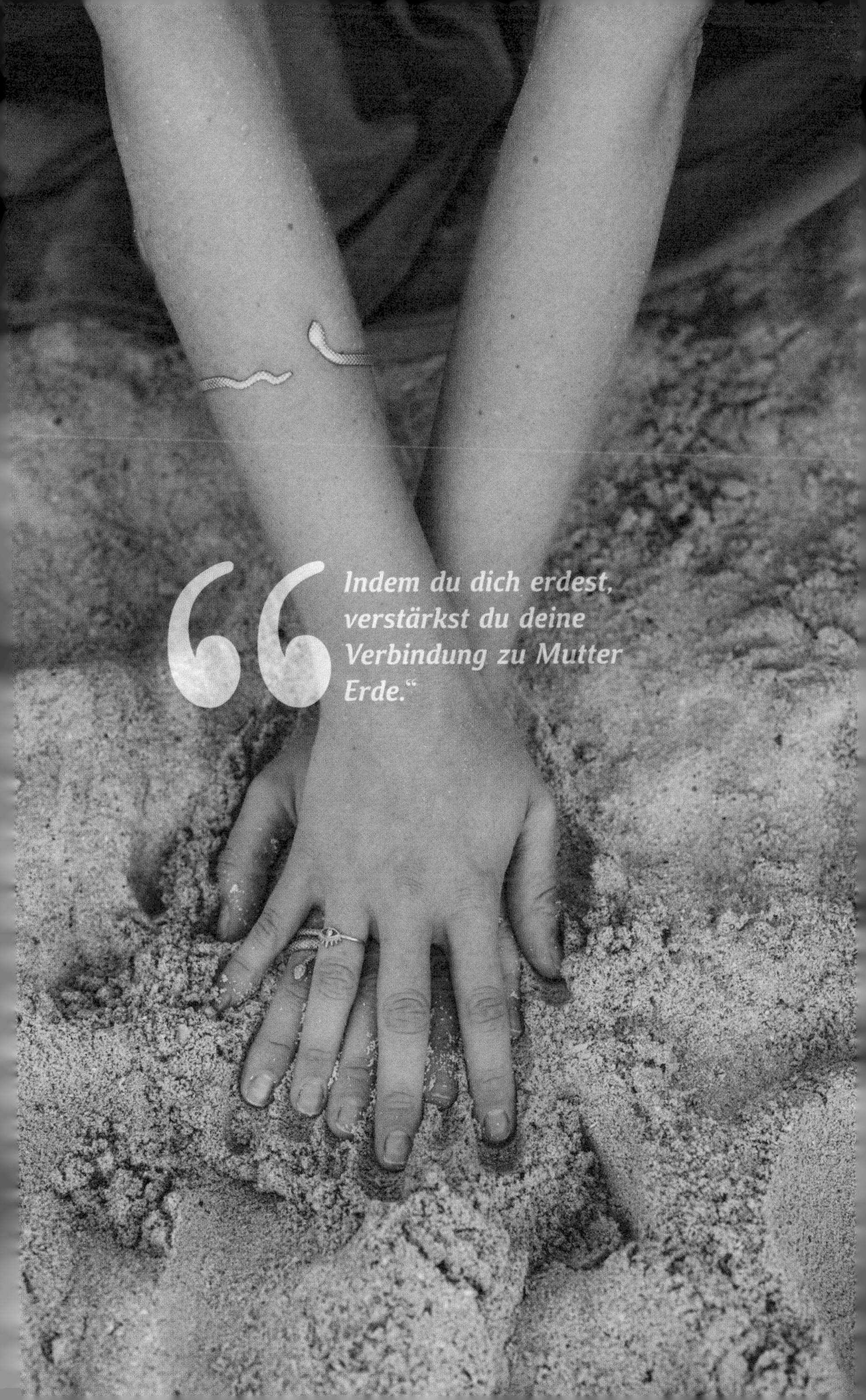

„Indem du dich erdest, verstärkst du deine Verbindung zu Mutter Erde.“

meistens auch etwas wackelig. Wir brauchen eine stabile Basis und die Wichtigkeit von Erdung wird leider sehr oft unterschätzt.

Wichtig: Wenn du dich zu schnell spirituell öffnest, gerade viel meditierst oder energetisch arbeitest, BRAUCHST DU ERDUNG. Denn wenn du energetisch arbeitest, bist du nach oben hin offen. Wir brauchen aber, wie fast überall, eine gesunde Balance. Du kannst nur so gut meditieren und z.B. schamanisch reisen oder andere Dimensionen bereisen, wie du geerdet bist. Je besser deine Erdung ist und je stärker deine Wurzeln hier verankert sind, desto weiter kannst du dich nach oben öffnen. An Tagen ohne Erdung fehlt uns einfach die innere Balance. Und wenn du viel alte Energie, Fremdenergie oder überschüssige Energie in dir trägst, brauchst du dringend Erdung, denn über die Erdung kannst du alles abfließen lassen. Tools und Übungen zur Erdung findest du im letzten Kapitel „Heilkräfte Tool Box". Mache gerne den Test und schaue schon mal in die Tool Box und finde deinen Weg, um dich zu erden. Gerne kannst du alle Übungen und Tipps ausprobieren, um herauszufinden, was am besten zu dir passt.

Erdungs-Test

Kreuze an, was bei dir zutrifft und teste deine Erdung:

- ☐ Du bist oft unkonzentriert.
- ☐ Du bist oft schusselig und „tollpatschig".
- ☐ Du hast ein geringes Körpergefühl.
- ☐ Du brauchst viel Rückzug und Abschottung vor anderen Menschen.

- [ ] Geringe Selbstliebe
- [ ] Du fängst Aufgaben an und lässt dich ständig ablenken.
- [ ] Du gehst ins Nebenzimmer, um etwas zu holen, weißt dann aber nicht mehr, was es war (viel in Gedanken und nicht im Moment).
- [ ] Du fängst einen Satz an und vergisst mittendrin, was du sagen wolltest – Tagträumerei – geistig oft abwesend.
- [ ] Vielleicht kennst du diese „Luftschlösser" – viele gute Ideen, aber keine wird umgesetzt.
- [ ] Du fühlst dich leichter von Menschen angegriffen oder verunsichert (wenn z. B. jemand deine Meinung nicht teilt).
- [ ] Du fühlst dich schnell gestresst und unter Druck gesetzt.
- [ ] Balanceübungen im Yoga fallen dir wesentlich schwerer.
- [ ] Viele Grübeleien und sinnloses Gedankenkreisen
- [ ] Oft Kopfweh – zu viel Energie im Kopf
- [ ] Oft kalte Füße – zu wenig Energie in den Füßen
- [ ] Heißhunger auf Süßes
- [ ] Schwindel
- [ ] Überempfindlichkeit – du nimmst Dinge zu persönlich.

Wenn du mehr als 4-5 Punkte angekreuzt hast, ist es sehr wahrscheinlich, dass dir Erdung fehlt. Je mehr du angekreuzt hast, desto dringender brauchst du sie. Erde dich täglich, wenn auch nur für fünf Minuten. Du kannst gern ein Journal führen und festhalten, was sich bei dir dadurch verändert.

Nun möchte ich noch unbedingt über die wundervolle Energie von Bäumen und Baumgeister sprechen. Bäume haben in vielen spirituellen und schamanischen Traditionen eine tiefe symbolische und energetische Bedeutung. Bäume sind heilige Wesen, die nicht nur als Lebensspender für die Erde und alle Lebewesen wirken, sondern auch als Brücken zwischen den Welten – zwischen der Erde und dem Himmel, dem Sichtbaren und dem Unsichtbaren, dem Materiellen und dem Spirituellen. Schamanen und spirituell Praktizierende betrachten Bäume oft als Energiewandler. Sie sind in der Lage, Energie zu absorbieren, zu transformieren und weiterzugeben. Bäume sind mit tiefen Wurzeln verbunden, die die Erdenergie aufnehmen und in ihren Ästen die kosmische Energie empfangen. Diese Verbindung zu beiden Welten macht sie zu Meistern der Harmonie. Wenn wir in der Nähe eines Baumes stehen oder seine Energie aufnehmen, können wir von dieser energetischen Balance profitieren. Der Baum hilft dabei, Ungleichgewichte im eigenen Energiesystem zu heilen und Blockaden zu lösen, indem er die überflüssige oder stagnierte Energie aufnimmt und in den natürlichen Kreislauf zurückführt.

Von Bäumen können wir einiges lernen. Sie zeigen uns, dass es Ruhephasen (wie der Winter) und Wachstumsphasen (wie der Frühling) gibt. Schamanen betrachten Bäume als Lehrer, die uns beibringen, in Einklang mit den natürlichen Zyklen und Rhythmen zu leben. Bäume haben keine Angst davor, loszulassen oder auch äußere Umstände zu akzeptieren. Im Herbst fallen ihre Blätter und die Bäume lassen voller Vertrauen los, in dem Wissen, dass es ein Zyklus ist und es dazugehört. Wir dürfen von Bäumen lernen, dass es ok ist, im Leben Phasen zu haben, in denen wir herausgefordert werden. In manchen Zeiten müssen wir loslassen, in einigen Phasen herrscht Stillsand und in anderen transformieren wir uns. Manchmal sind die Bedingungen schwierig, aber hier dürfen wir ebenfalls vertrauen. Und dann gibt es Phasen des

Wachstums, des Neuanfangs, und darüber dürfen wir uns auch freuen und diese genießen. Es ist in Ordnung durch verschiedene Phasen und Zyklen zu gehen.

Bäume sind in der Lage, uns Menschen mit heilender Energie zu versorgen. Schamanen und spirituell Praktizierende nutzen oft Bäume, um energetische Heilung zu erfahren, indem sie sich mit ihnen verbinden. Vielleicht hast du schon davon gehört, dass viele Menschen Bäume umarmen. Dieses „tree-hugging" kann helfen, blockierte Energien zu lösen, den Körper zu regenerieren und das Energiesystem zu harmonisieren.

Bäume gelten auch als Zugänge für spirituelle Reisen und in vielen schamanischen Kulturen wird der Baum als Ort des Zugangs zur Anderswelt genutzt und hilft dabei, die Grenzen zwischen den Welten aufzulösen. Bäume repräsentieren auch die Verbindung zwischen allen Lebewesen. Wenn du dir einen Baum anschaust, siehst du, dass die Äste in den Himmel reichen, die Wurzeln in die Erde, und er eine Verbindung zwischen der Welt der Menschen, der Natur und der spirituellen Ebene schafft. In schamanischen Kulturen ist der Baum ein symbolischer Ausdruck für die ganzheitliche Verbundenheit von allem, was lebt.

In den Bäumen lebt ein Spirit, den wir „Baumgeist" nennen. Es können aber auch mehrere Baumgeister in einem Baum leben und es kann auch passieren, dass ein Baum auch mal keinen Baumgeist hat, das ist aber eher selten und oft auch nur vorübergehend. Ich persönlich liebe den Kontakt zu Baumgeistern, sie sind sehr liebevoll und achtsam. Baumgeister können uns in ganz vielen Dingen unterstützen und uns vieles lehren, z. B. über den Ort und die Energie, über Heilung, über Bäume und Pflanzen allgemein und vor allem, wie wir achtsamer werden können. Ich persönlich unterhalte mich am Anfang ein bisschen mit ihnen und gehe dann eher auf die energetische Ebene über. Ich lasse mich meist aufladen und mein Energiesystem harmonisieren. Dabei wird mir auch oft schwindelig, aber es ist ein positiver Schwindel, als würde ich Achterbahn fahren. Und als Dankeschön frage ich den Baumgeist auch immer, was ich für ihn tun kann. Manchmal gebe ich der Erde Reiki (also ebenfalls Energiearbeit), manchmal lege ich Nüsse und Obst für Tiere hin oder mache ein Mandala aus Blättern, Ästen, Steinen, Obst und Nüssen.

Wusstest du, dass einige schamanische Traditionen besagen, dass die Geister der Ahnen in den Bäumen weiterleben und dass Bäume als „Ahnenbäume" oder „Familienbäume" verehrt werden? In diesen Traditionen kann der Baum als eine Brücke zur Ahnenwelt dienen, wobei der Baumgeist als Bindeglied zwischen den Lebenden und den Verstorbenen dient. Um mit Baumgeistern kommunizieren zu können, ist es wichtig, dass du den Trancezustand gut halten kannst. Beim schamanischen Reisen wechselst du sozusagen die Ebene, um dann mit ihnen in Kontakt zu treten. Wie beim Radiosender musst du dann auf die richtige Frequenz schalten, um etwas verstehen zu können. Falls du das erlernen möchtest, wäre eine schamanische Ausbildung auf jeden Fall eine große Empfehlung. Natürlich freue ich mich, wenn ich dich ausbilden darf, aber höre unbedingt auf deine Intuition. Infos zu meiner Ausbildung findest du über den QR Code ganz hinten im Buch.

Aber auch ohne Ausbildung kannst du Kontakt zu Baumgeistern aufnehmen, du kannst sicherlich die wohltuende Energie spüren. Bestimmt merkst du den Unterschied, wie du dich nach einem Waldspaziergang fühlst? Und auch wenn es sich vielleicht komisch anfühlt, empfehle ich dir, Bäume zu umarmen. Für mich persönlich gibt es fast nichts Kraftvolleres als zu spüren, wie diese Energie sofort durch mich strömt, so sanft und gleichzeitig so kraftvoll.

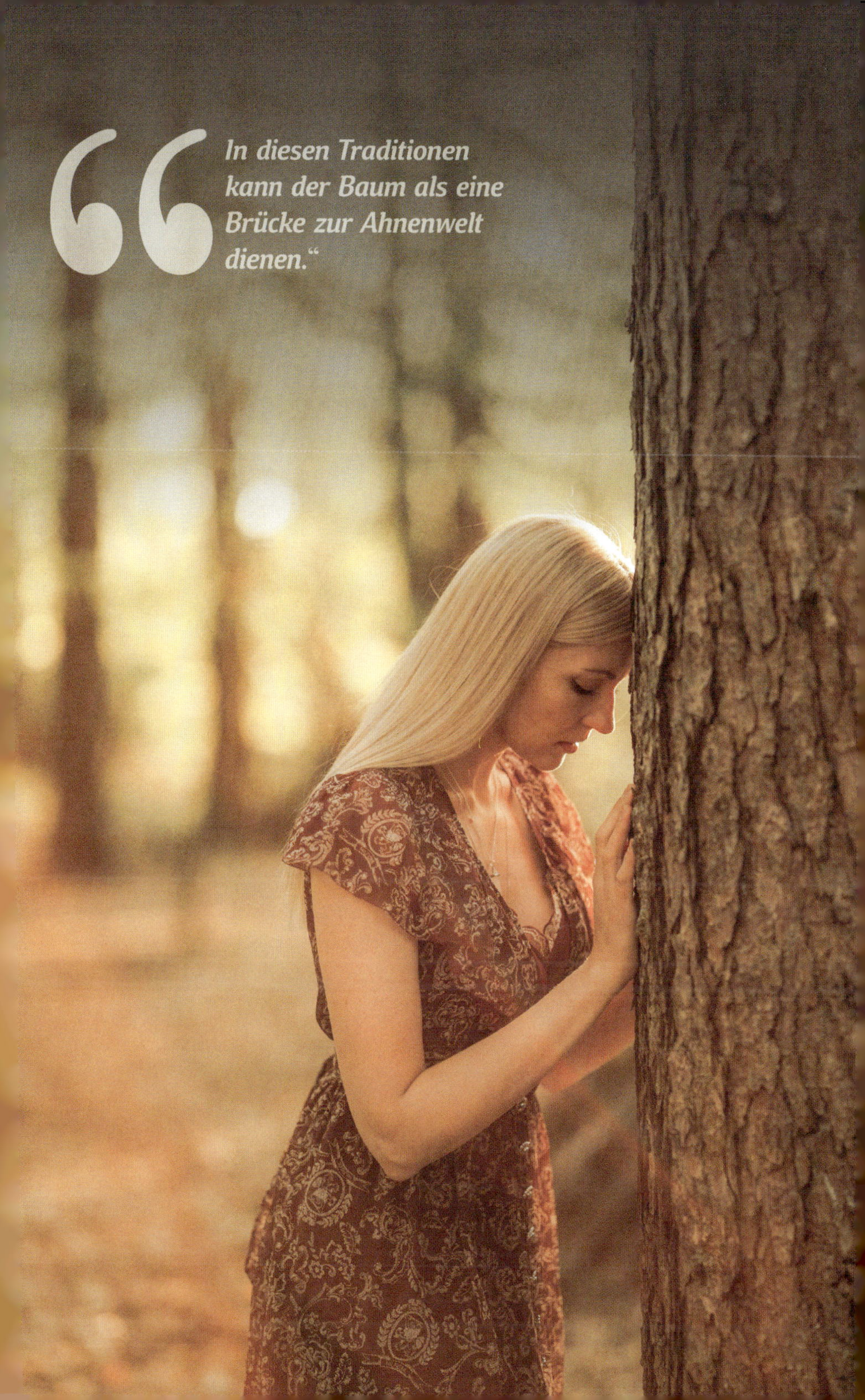

> „In diesen Traditionen kann der Baum als eine Brücke zur Ahnenwelt dienen.“

Heilung durch Trommeln

Viele denken beim Schamanismus an das Trommeln und tatsächlich spielt es eine große Rolle und hat eine Vielzahl von Vorteilen, die auf körperlicher, energetischer und geistiger Ebene wirken. Der Trommelrhythmus kann unsere Selbstheilungskräfte aktivieren, indem er die Energie in Bewegung bringt. Durch das Trommeln beginnen die Zellen, sich in eine gesunde und harmonische Schwingung zu begeben. Der Klang der Trommel symbolisiert den Herzschlag von Mutter Erde und hilft dabei, das energetische Feld zu reinigen und Blockaden zu lösen.

Bei meinen schamanischen 1:1 Sitzungen oder Women Circlen trommle ich sehr gerne, denn hier sind die körperlichen Auswirkungen bei den Klient:innen und Teilnehmer:innen sehr stark. Durch das Trommeln können wir Blockaden im Körper erfühlen, die bei jedem unterschiedlich verortet sein können. Während eines Frauenheilkreises trommelte ich und die Teilnehmerinnen spürten unter anderem: ziehen im Unterleib, Kloß im Hals, stechender Schmerz im Knie, Schwindel bis hin zur Übelkeit und Schmerzen in Bereichen, wo sie Narben hatten. Das Trommeln kann dir zeigen, wo deine Blockaden sitzen und worum du dich dann kümmern darfst. Ziehen im Unterleib kann darauf hinweisen, dass hier unverarbeitete Emotionen festsitzen, wie Trauer oder Wut. Denn unser Schoßraum ist quasi ein emotionales Auffangbecken. Alles, was du unterdrückst, landet meistens hier. Außerdem kann es natürlich sein, dass das Ziehen im Unterleib auf Missbrauch hinweist oder aber auch auf Probleme mit der Menstruation. Die Ursache musst du selbst herausfinden, das kann ich hier nicht pauschalisieren, denn es kann für jede etwas anderes bedeuten. Ich hatte eine Teilnehmerin in meinem Frauenheilkreis, die seit sieben Jahren ihre Periode nicht mehr bekommen hatte, keine Frauenärztin konnten ihr helfen. Nach dem Trommeln erzählte sie in der Runde, dass ihr Unterleib gezogen, gepocht und ganz warm wurde. Ein paar Tage später schrieb sie mir ganz begeistert, dass sie nach sieben Jahren ihre Periode bekommen hat. Sie ist sich sicher, dass das Trommeln der Auslöser war. Auch hatte ich eine Klientin, die seit Jahren versucht hatte, schwanger zu werden, es hatte jedoch trotz Kinderwunschbehandlung nicht funktioniert. Während der 1:1 Sitzung trommelte ich sehr viel im Bauch- und Schoßraum und die Klientin weinte sehr stark. Sie meinte, dass sie spüre, dass etwas „aufgeploppt" sei. Und zwei Monate später war sie schwanger. Vielleicht war es auch der Glaube daran und die Leichtigkeit nach der Sitzung, aber ich weiß und bin der festen Überzeugung, dass das Trommeln ein unglaublich machtvolles und transformierendes Tool ist. Das Trommeln fördert außerdem tiefe Entspannung und lindert Stress. Der monotone Rhythmus wirkt auf unsere Gehirnwellen und führt zu einem Zustand von Ruhe und des inneren Friedens.

Aber Achtung, wenn du Trommelmusik zum ersten Mal bewusst hörst, kann das eher das Gegenteil bewirken. Was jedoch gut ist, denn es zeigt dir, was noch gehen darf oder wo evtl. noch Blockaden sitzen. Negative Energien können aufgewirbelt werden, bevor sie dann weiterfließen können. Die tiefen, rhythmischen Trommelschläge können die Produktion von Glückshormonen (Endorphinen) und Serotonin im Gehirn fördern. Das kann dir ein Gefühl geben von innerer Harmonie, Glück und einer tiefen Verbindung mit dem Universum. Der Rhythmus der Trommel hat eine beruhigende Wirkung auf das Nervensystem, reduziert die Stresshormone wie Cortisol und fördert ein Gefühl von Ruhe und Frieden. Das Trommeln bringt dich in eine tiefe Trance und in diesem Zustand wird deine Wahrnehmung geöffnet. So wird es für Schamanen oder „Reisende" leichter, eine spirituelle Reise zu unternehmen, z. B. in die Unterwelt (für Erkenntnisse, Heilung und Weisheit), die Oberwelt (für Visionen und göttliche/spirituelle Führung) oder in andere Dimensionen. In Trance kann der Schamane mit Wesenheiten, geistigen Lehrern, Ahnen, Krafttieren oder Verstorbenen kommunizieren. Diese Kommunikation kann sich in Form von Visionen, Botschaften oder Eingebungen zeigen, die dem Schamanen helfen, Erkenntnisse oder Heilung zu bringen.

Der Rhythmus der Trommel hat eine unglaubliche Wirkung auf das Gehirn und das Nervensystem und kann den Zustand des Bewusstseins verändern. Vor allem eine längere Trommel-Session hilft dem Verstand zu entspannen, sich von alltäglichen Gedanken zu befreien und den Zugang zu tieferen Schichten des Bewusstseins zu öffnen. Durch das Trommeln können sich außerdem unsere Gehirnwellen verändern. Falls du diese Bewusstseinszustände erleben willst, rate ich dir, entweder eine eigene Trommel zu kaufen oder dir Trommelmusik über Spotify oder YouTube anzuhören.

Delta-Wellen (0,5-4 Hz):
Wenn unsere Gehirnwellen im Delta-Bereich sind, sind wir in einer sehr tiefen Meditation und können auch tiefe Heilung empfangen. Bei besonders langsamen, tiefen Trommelrhythmen kann das Gehirn in den Delta-Bereich kommen, Delta-Wellen fördern den körperlichen Heilungsprozess und die Regeneration.

Theta-Wellen (4-8 Hz):
Der Theta-Zustand bringt uns in eine Trance oder tiefe Meditation, hier haben wir Zugang zu spirituellen Ebenen. Dieser Zustand ist super, um in die verschiedenen Welten zu reisen und schamanisch zu arbeiten. Auch können wir in diesem Zustand besonders gut visionäre Erfahrungen erleben und die Kommunikation mit Geistführern, geistigen Lehrern, Krafttieren oder Naturgeistern funktioniert besser und klarer.

Theta-Wellen ermöglichen einen besseren Zugang zu uns selbst und zu unserem hohen Selbst.

Alpha-Wellen (8-12 Hz):
Im Alpha-Zustand bist du entspannt, fühlst dich leicht und die Kreativität fängt an zu fließen. Hier bist du eher in einer leichten Meditation.

Alpha-Wellen werden häufig beim schamanischen Trommeln erreicht, wenn der Rhythmus eher gleichmäßig und ruhig ist. Alpha ist ein Zustand der entspannten Wachsamkeit und Konzentration, außerdem können hier intuitive Wahrnehmungen gefördert werden.

Beta-Wellen (12-30 Hz):
Der Beta-Zustand ist eher ein Zustand der Wachsamkeit, des aktiven Denkens und der Problemlösung. Bei zu schnellen Rhythmen kann das Gehirn in den Beta-Wellenbereich übergehen, der mit aktiver Gedankenarbeit und kognitiven Prozessen verbunden ist. Aktives Denken ist zwar nicht unbedingt meditativ entspannend, aber das Trommeln kann helfen, mehr Klarheit zu bekommen. Du kannst z. B. mit einem bestimmten Thema, welches dich beschäftigt, in diesen Zustand gehen.

Gamma-Wellen (30-100 Hz):
In diesen Zustand hast du eine hohe kognitive Aktivität und kannst intensiv wahrnehmen. Hier spricht man dann schon von spirituellen Erleuchtungen und transzendenten Zuständen. Beim schamanischen Reisen können dabei starke Visionen oder Einsichten empfangen werden.

Wie du siehst, ist das Trommeln ein super Tool und kann durch Schnelligkeit und den Rhythmus zu unterschiedlichen Ergebnissen beim Meditieren führen.

Das Trommeln führt dazu, dass verschiedene Gehirnregionen miteinander kommunizieren und so ein harmonisches Bewusstsein geschaffen wird, das dir den Zugang zu spirituellen Ebenen, Einsichten und Heilung ermöglicht.

Das Trommeln erinnert die Seele an ihre wahre Natur und ihre Verbindungen zu anderen Welten und Wesen. Einige Menschen fangen bei Trommelmusik einfach an zu weinen, denn irgendwie fühlt es sich oft wie ein Nachhausekommen an. Viele können dieses überwältigende Gefühl nicht erklären. Manchmal spürt man es körperlich, manchmal emotional oder aber energetisch. Und wie schon erwähnt, muss es nicht immer positiv sein, es kann auch Emotionen wie Wut, Verzweiflung und Trauer in dir auslösen. Aber auch das ist positiv zu verstehen, denn dann musst du genau das endlich sehen und fühlen. Das Trommeln kann den Zugang zu den intuitiven Fähigkeiten öffnen, und die Trance durch die Trommel kann dir auf jeden Fall helfen, mehr wahrzunehmen. Falls du also beim Meditieren Schwierigkeiten hast, etwas wahrzunehmen, probiere das nächste Mal reine Trommelmusik.

Eine letzte Sache möchte ich hier zum Trommeln mit dir teilen. Kennst du das Gefühl von „lost sein"? Nicht zu wissen: Was will ich? Wohin will ich? Wann? So habe ich mich lange Zeit gefühlt und fühle mich manchmal immer noch so. Falls du dieses Gefühl kennst, könnte dir das Trommeln helfen, wieder in deinen Körper zu kommen und dich zu zentrieren. Und falls du eine kreative Blockade hast, kann das Trommeln ebenfalls sehr hilfreich sein. Es kann sie lösen und deine Kreativität fließen lassen. Wenn du das verstärken willst, kannst du vor dem Trommeln rituellen Rohkakao trinken.

Ich hoffe, die Trommel bringt dich dahin, wonach sich deine Seele sehnt.

Heilung durch die vier Elemente

Die vier Elemente – Erde, Wasser, Feuer und Luft – sind in vielen spirituellen und schamanischen Traditionen tief verankert und spielen eine sehr wichtige Rolle in der Heilung und Aktivierung von Selbstheilungskräften. Im Schamanismus nimmt man an, dass der Mensch mit den vier Elementen verbunden ist und diese in Balance sein sollten, um gesund zu sein. Später im Kapitel zum Thema „Altar" findest du mehr Infos zu den einzelnen Elementen, denn hier gehe ich speziell auf den Aspekt der Heilkräfte der Elemente ein.

Erde: Gerade bei Heilung und Selbstheilungskräften hilft das Element Erde dabei, die eigenen Wurzeln zu stärken und eine starke Verbindung zum Körper und der physischen Welt herzustellen. Wir können unsere Selbstheilungskräfte mit dem Element Erde aktivieren, indem wir uns Erden (z.B. barfuß gehen) oder uns in der Natur aufhalten. Das hilft enorm dabei, Stress abzubauen, das Nervensystem zu beruhigen und den Körper zu regenerieren. Mit der Erde in Kontakt zu kommen kann helfen, innere Balance zu finden und das Vertrauen in die eigenen Heilungskräfte zu stärken. Denn natürlich versetzt der Glaube Berge! Wenn du nicht vertraust und sowieso an nichts glaubst, wird es auch nicht funktionieren. Ähnlich wie bei Hypnose, du musst dich darauf einlassen wollen, denn wenn du nicht daran glaubst oder es nicht willst, kann die Hypnose bei dir nicht funktionieren.

Es klingt so banal, barfuß in der Natur herumzulaufen, aber wir dürfen uns wieder an die Naturkräfte erinnern und an die Macht und Kraft, die ihnen innewohnt.

Wasser: In vielen Kulturen steht Wasser für Heilung und Reinigung. Schamanen nutzen Wasser oft für Rituale der Reinigung, sowohl auf emotionaler als auch auf körperlicher Ebene. Wasser kann helfen, emotionale Wunden zu heilen und das innere Gleichgewicht wiederherzustellen. Um die Selbstheilungskräfte zu aktivieren, kann man sich bewusst mit dem Element Wasser verbinden, z. B. durch Baden, Schwimmen oder das Trinken von heiligem Wasser (geweihtes, gesegnetes, besprochenes oder energetisch aufgeladenes Wasser). Darauf bin ich ja bereits eingegangen, auch beim Thema Edelsteinwasser. Auch das rituelle Baden oder Schwimmen im Meersalzwasser (im Meer, Ozean oder in der Badewanne) zählt zu einem der stärksten Mittel gegen negative Energien und energetische Anhaftungen. Sich davon zu befreien, kann sich sehr positiv auf unsere Heilkräfte auswirken.

Feuer: Feuer ist das Element der Transformation und der Energie. Das Element Feuer kann dabei helfen, negative Energien zu verbrennen und Platz für Neues zu schaffen. Schamanische Feuerzeremonien werden oft durchgeführt, um alte Muster loszulassen und energetische Blockaden zu lösen. Wenn du das Gefühl hast, in alten Mustern gefangen zu sein, kann das Arbeiten mit Feuer (zum Beispiel durch ein Lagerfeuer, Kerzen oder durch Visualisierung) eine kraftvolle Methode sein, um sie zu transformieren. Denn wenn wir unseren Ballast – egal ob energetisch, physisch oder psychisch – lösen, können unsere Heilkräfte sich entfalten und werden nicht mehr behindert.

Luft: Luft steht für den Geist und den Atem. In vielen schamanischen Traditionen ist Luft das Medium, durch das Informationen übermittelt werden, sei es durch den Atem, die Kommunikation mit den Spirits oder die Reise in andere Welten.

Luft ist eng mit dem Atem verbunden und der bewusste Atem (z.B. durch Atemübungen) kann helfen, Stress zu reduzieren, die Energie zu steigern, die Frequenz zu erhöhen und eine Verbindung zum Hohen Selbst herzustellen. Breathwork ist ein kraftvolles Tool für die Selbstheilung. Durch das bewusste Atmen kannst du lernen, wie du die Energien im Körper ausbalancieren kannst und wie du dich, deinen Körper und dein Energiesystem besser wahrnehmen kannst. Hierzu kannst du viele schöne angeleitete Meditationen finden (z.B. auf Spotify) oder du könntest eine Breathwork Session buchen, denn Breathwork ist sehr tiefgehend und kann sehr heilsam sein. Für den Anfang kannst du dich erstmal einfach auf deinen Atem fokussieren und ihn beobachten. Wie lange atmest du ein? Wie lange aus? Kannst du ruhiger werden mit der Atmung? Atmest du in den Bauch oder in die Brust? Versuche mit deiner Aufmerksamkeit nur bei der Atmung zu sein.

Schamanische Heilmethoden basieren oft auf dem Prinzip, dass der Mensch mit den Elementen, der Natur und dem Universum in einer tiefen Beziehung steht. Wir dürfen verstehen, dass Heilung nicht nur das Behandeln von Symptomen bedeutet, sondern das Wiederherstellen des Gleichgewichts und der Harmonie zwischen Körper, Geist, Seele und der Umwelt. Schamanen führen oft Rituale durch, bei denen die vier Elemente in Verbindung mit Gebeten, Gesängen oder Meditationen verwendet werden, um den Heilungsprozess zu fördern. Aber natürlich suchen Schamanen auch bei schamanischen Reisen in die anderen Welten nach Einsichten und Heilung durch die Elemente, oft durch die Verwendung von Trommeln, Gesängen oder Pflanzenmedizin.

Hier ist, wie so oft, das Zauberwort: SELBSTVERANTWORTUNG! Du darfst deine eigene Verbindung zu den Elementen erkennen, verstehen, lernen und pflegen, um deine Selbstheilungskräfte zu aktivieren.

Ich möchte dir hier gerne ein schamanisches Ritual zeigen, bei dem die vier Elemente dich und deine Selbstheilungskräfte unterstützen, bzw. aktivieren können. Du kannst es in einem ruhigen Moment zu Hause oder in der Natur durchführen, je nachdem, wo du dich wohlfühlst. Mache es nicht im gestressten Zustand (oder mache dann zuerst eine Atemübung, um ganz anzukommen). Das Ritual kann dir dabei helfen, die Elemente in deinem Körper, Geist und Seele in Balance zu bringen und deine Verbindung zur Natur und allem, was ist, zu stärken.

Schamanisches Vier-Elemente-Ritual

Vorbereitung:

- Suche dir einen ruhigen Ort, an dem du ungestört bist. Es kann drinnen oder draußen sein, je nachdem, was dir lieber ist.
- Schau, dass du möglichst in einem entspannten Zustand bist und dir genug Zeit nimmst, um das Ritual durchzuführen (mindestens 30–60 Minuten).
- Bereite Folgendes vor: eine Kerze, Wasser (in einer Muschel, Kelch oder Schale), Erde (z.B. eine Pflanze, einen Stein oder Erde in einer Schale) und eine Feder oder Räucherstäbchen (für Luft).
- Setze dich bequem hin, schließe die Augen und atme tief und bewusst ein und aus. Beginne, dich mit deinem Atem zu verbinden und komme ganz bei dir an. Visualisiere, dass du tief mit der Erde verwurzelt bist und deine Füße fest mit dem Boden verbunden sind (das geht auch im Schneidersitz).

- Du kannst dir vorstellen, dass du in einem Kreis von Licht und Energie stehst oder sitzt, der dich schützt und unterstützt.

Ablauf:

1. Element Erde:

- Halte in der Hand einen Stein, eine Pflanze oder eine Schale mit Erde. Wenn du draußen bist, kannst du den Boden berühren.
- Visualisiere die Erdenergie, die durch deine Hände oder Füße in deinen Körper fließt.
- Sage leise oder laut: „Ich bin geerdet, fest verwurzelt und mit der Erde verbunden. Ich lasse los, was mich belastet, und empfange die heilsame Energie von Mutter Erde."
- Du kannst sowohl Ängste, Sorgen und Blockaden abgeben, als auch Heilung, Licht und Liebe empfangen. Schau, wonach dir ist und was du brauchst, vielleicht ja auch alles.

2. Element Wasser:

- Nimm nun das Wasser (in der Schale, Muschel oder Kelch) in deine Hand.
- Spüre die kühlende und reinigende Energie des Wassers. Lass das Wasser symbolisch alle negativen Emotionen oder physischen Beschwerden aus deinem Körper spülen.
- Stell dir vor, wie das Wasser in deinem Körper Flüsse von Heilung und Klarheit schafft.

- Sage leise oder laut: „Ich lasse los, was mich emotional belastet. Ich reinige und heile mich mit der Kraft des Wassers.“

3. Element Feuer:

- Zünde eine Kerze an. Das Licht und die Wärme des Feuers repräsentieren Transformation und Reinigung.
- Beobachte die Flamme und spüre die Kraft des Feuers. Stelle dir vor, dass alle alten Muster, Ängste, Glaubenssätze und Blockaden, die dich belasten, im Feuer verbrannt und transformiert werden.
- Visualisiere oder spüre, wie das Feuer all das Negative in deinem Leben verbrennt und Platz für neues Licht und neue Energie schafft.
- Sage leise oder laut: „Mit der Kraft des Feuers transformiere ich alles, was mich hemmt. Ich lasse alte Muster hinter mir und erwecke meine innere Kraft.“

4. Element Luft:

- Halte eine Feder oder ein angezündetes Räucherstäbchen in der Hand. Wenn du im Freien bist, kannst du dich auch einfach mit dem Wind verbinden und ihn bewusst wahrnehmen.
- Fühle die Frische und Leichtigkeit der Luft, die deine Gedanken und deinen Geist klären.

- Atme tief ein und stelle dir vor, wie die Luft deinen Geist reinigt, Klarheit bringt und somit deine Intuition stärkt.
- Sage leise oder laut: „Mit der Kraft der Luft öffne ich meinen Geist für neue Einsichten und Heilung. Ich bin verbunden mit meinem höchsten Selbst und dem Universum."

5. Integration und Dank:

- Schließe nun die Augen und atme tief durch. Stelle dir vor, wie die Energie der vier Elemente harmonisch in deinem Körper und Geist zusammenfließt. Fühle die Balance und Heilung in dir.
- Bedanke dich bei den Elementen Erde, Wasser, Feuer und Luft für ihre Hilfe und ihre heilende Energie.
- Nimm dir ein paar Minuten Zeit zum Integrieren und Nachspüren. Kannst du eine Veränderung wahrnehmen? Körperlich oder energetisch?

6. Abschluss:

- Öffne langsam die Augen und komme wieder in den Raum zurück. Du kannst das Ritual mit einem kurzen Gebet oder einer positiven Affirmation beenden (z. B. „Ich bin mutig", „Ich schaffe das", „Ich bin voller Energie und Kraft")

Dieses Ritual kannst du so oft machen, wie du es brauchst. Besonders, wenn du das Gefühl hast, dass deine Energie aus der Balance geraten ist oder du Unterstützung bei der Heilung benötigst. Die vier

Elemente helfen dir, dich mit den natürlichen Kräften zu verbinden und deine Selbstheilungskräfte zu aktivieren. Vielleicht kannst du während des Rituals spüren, welches Element dir besonders viel Kraft gibt. Falls ja, nimm dir mehr Zeit mit diesem Element, wenn du das Bedürfnis hast.

Heilung durch Räuchern

Das Räuchern mit Salbei, Palo Santo, Beifuß oder Copal ist eine gängige Praxis im Schamanismus, um negative Energien zu vertreiben, sich selbst und den Raum zu reinigen. Es kann auch bei der Heilung von emotionalen und energetischen Blockaden helfen. Beim Räuchern denken wir oft an Kräuter oder getrocknete Pflanzen, tatsächlich können wir viel mehr räuchern, z. B.: Blüten, Holz, Knospen, Rinde, Harze, Wurzeln, Samen, Früchte, Nadeln, Blätter, Stängel, Zapfen, Schoten und Schalen. Räucherzeremonien sind seit Tausenden von Jahren in vielen Kulturen weltweit ein fester Bestandteil, vor allem im Schamanismus. Durch das Räuchern von Heilkräutern können Räume von negativen Energien und alten Informationen befreit werden. So kannst du dich selbst und andere von Belastendem befreien. Das Räuchern unterstützt Heilungsprozesse und wird auch für Segnungen und spirituelle Verbindungen genutzt. Der Duft sorgt für eine angenehme Atmosphäre und verbreitet eine fast magische Stimmung. Wenn wir gebrauchte Möbel, Bücher oder Kleidung kaufen, kann das Räuchern helfen, diese von den Energien und Informationen der vorherigen Besitzer:innen zu reinigen. Außerdem kann das Räuchern dabei helfen, die geistige Welt zu rufen, denn durch das Räuchern können wir quasi die Spirits anrufen.

Falls du noch nie geräuchert hast und nicht weißt, wie das funktioniert, dann schaue dir gerne dazu ein paar Videos auf YouTube an. Hier gibt es viele Erklärungen und Anleitungen, wie du z. B. auf Kohle räucherst, als Bündel oder mit einem Stövchen.

Aus schamanischer Sicht wohnt in jeder Pflanze ein Pflanzengeist. Dieser verschwindet, wenn die Pflanze geerntet wird. Es gibt aber noch den „Großen Geist" hinter jeder Pflanzenart, in dem die Qualitäten und Heilpotenziale der Pflanze gespeichert sind. Dieser „Große Geist" wirkt auch beim Räuchern mit. Von ihm kommen feinstoffliche Kraft und Energie, die beim Räuchern freigesetzt werden. Du kannst ihn vor dem Räuchern auch gezielt ansprechen und um seine Mitwirkung bitten, also quasi ein schamanisches Räucherungs-Gebet sprechen, hier ein paar Beispiele:

- *„Großer Geist des Salbeis, bitte reinige diesen Raum von allen negativen und alten Energien."*
- *„Großer Geist des Lavendels, bitte schenke mir Ruhe und Entspannung."*
- *„Großer Geist des Beifuß, bitte schütze meine Energie und lege einen Schutz um mich."*
- *„Großer Geist des Palo Santo, bitte öffne mein Herz und löse meine energetischen Blockaden im Herzraum."*
- *„Großer Geist der Angelikawurzel, bitte verbinde mich mit der geistigen Welt, sodass ich jetzt Kontakt zu meinem Schutzengel aufnehmen kann."*

Das sind nur Beispiele von schamanischen Räuchergebeten, du kannst deine gerne anders formulieren, so wie sich das intuitiv für dich gut anfühlt. Bedanke dich auch immer bei der Pflanze und beim Großen Geist der Pflanze. Natürlich macht es auch Sinn, sich dann mit der

Qualität und Wirkung der Pflanzen zu beschäftigen. Und so kannst du beim Räuchern um das bitten, was du gerade benötigst, um z. B. deine Selbstheilungskräfte zu aktivieren. Es gibt auch unterschiedliche Arten des Räucherwerks: Räucherstäbchen, Rohpflanzen, Räucherpulver, Räucherkegel, fertige Räuchermischungen oder Bündel.

Wichtig: Achte darauf, ob du oder jemand, der miträuchert oder bei dir wohnt, eine Allergie gegen die Pflanze hat, die du räucherst. KEINE GIFTIGEN PFLANZEN RÄUCHERN! Wenn du Haustiere hast, achte bitte darauf, dass sie jederzeit das Zimmer verlassen können. Und informiere dich bitte, ob die Pflanze, die du räucherst, giftig für dein Haustier sein könnte, z. B. sind Zimt und Eukalyptus SEHR giftig für Katzen.

Schamanisches Räucher-Ritual

Vorbereitung:

- Nimm dir Zeit und achte darauf, ob du durch den Rauch Mitbewohner:innen, Kinder oder Haustiere stören könntest. Sorge für einen safe space für alle.
- Du kannst gerne Musik anmachen, die dich in eine positive Schwingung bringt (z. B. Trommelmusik, Frequenzmusik, Mantras).
- Fenster sollten geschlossen sein.

Ablauf:

- Sprich den Großen Geist der Pflanze an, mit der du räuchern möchtest. Bitte ihn um seine Mitwirkung. Spüre kurz, ob du den Spirit der Pflanze spüren kannst.

- Zünde das Räucherwerk oder dein Räucherbündel an.
- Sprich dein schamanisches Räucherungs-Gebet.
- Beginne nun zu räuchern und denke dabei an deine Absicht/Intention.
- Lasse den Rauch um deinen Körper und deinen Raum zirkulieren, um Blockaden zu lösen und negative Energien zu transformieren.
- Du kannst die Hände im Rauch baden oder den Rauch mit den Händen über deinen Körper ziehen, besonders über die Bereiche, die sich blockiert anfühlen.
- Visualisiere, wie der Rauch die dunklen oder blockierenden Energien aufnimmt und reinigt, sodass du dich leichter und freier fühlst.

Abschluss:

- Bedanke dich bei der Pflanze und dem Großen Geist dieser Pflanze.
- Öffne die Fenster und lasse den Rauch ziehen. Alles, was dir nicht dienlich ist, darf nun gehen.
- Kleiner Tipp: Falls dich der Geruch des Rauches stört, empfehle ich dir, nach dem Räuchern ein Aura-Spray zu benutzen (z.B. während die Fenster offen sind). Das neutralisiert den Geruch und befeuchtet die Luft.

Heilung durch schamanische Zeremonien

Schamanische Zeremonien stärken die Verbindung zu den Ahnen, Naturgeistern, Krafttieren und anderen geistigen Führern. Aber Zeremonien sind nicht nur dafür da, uns mit der feinstofflichen Ebene, sondern auch, um uns mit unseren Mitmenschen zu verbinden. Früher und auch heute noch versammelt sich ein Stamm, um Geschichten auszutauschen, füreinander da zu sein und nach Rat zu fragen. Gemeinsames Musizieren, Singen, Tee und Kakaozeremonien sind Zeichen der Verbundenheit. Dieses Zusammenkommen hat etwas wirklich Heiliges und Magisches. Gerade Gesänge, Gebete und Trommeln spielen in vielen schamanischen Traditionen eine wichtige Rolle. Der Klang wird als eine Art heiliges Medium betrachtet, das die Selbstheilungskräfte aktivieren kann. Und in einer Gruppe wirkt es noch intensiver, denn sobald wir gemeinsam zusammenkommen und die Intention haben, zu heilen oder füreinander da zu sein, manchmal auch einfach nur Hilfe für sich selbst zu suchen, passiert Heilung! Sie findet ganz automatisch statt, und falls du schon einmal an einem Women Circle oder gemischten Circle teilgenommen hast, weißt du vielleicht, was ich meine.

Auf eine schamanische Zeremonie möchte ich etwas tiefer eingehen, und zwar auf die schamanische Schwitzhüttenzeremonie. Eine Schwitzhüttenzeremonie kann sowohl in einer Gruppe als auch mit einem Schamanen alleine durchgeführt werden. Für die Zeremonie wird man in eine kleine, dunkle Hütte geführt. Der Rahmen der Hütte besteht meistens aus Ästen und Weiden- oder Haselnussruten. Sie werden in den Boden eingegraben und miteinander verbunden, um eine Art Kuppel zu bilden. Der Rahmen wird so gebaut, dass er oben die Form eines Halbkreises hat. Diese „Kuppel" wird dann abgedeckt durch dicke Decken und früher (teilweise heute noch) mit Fellen oder Moos. Die Hütte wird mit heißen Steinen (meist Vulkansteine) erwärmt. Diese Steine symbolisieren den Mutterleib der Erde, in dem der Reinigungs- und Transformationsprozess stattfindet. Hierbei wird auch viel mit den Elementen und den Himmelsrichtungen gearbeitet. In dieser Zeremonie kann man tief in die eigene Innere Welt eintauchen und von den spirituellen Helfern Unterstützung erhalten, um physische, emotionale oder energetische Blockaden zu lösen. In Schwitzhüttenzeremonien kann man auch zu Erkenntnissen und Impulsen kommen, die gerade für den eigenen Prozess wichtig sind. Während der Zeremonie trommelt, rasselt, singt und betet der Schamane. Auch man selbst oder zusammen mit der Gruppe singt und betet. Es darf alles sein, egal ob weinen, lachen oder schreien. In der Schwitzhütte ist es komplett dunkel, du siehst absolut nichts! Dies kann anfangs beängstigend wirken und gleichzeitig erleichternd, denn so kann man ungehemmt seinen Emotionen freien Lauf lassen, falls noch Scham besteht, vor anderen zu singen, weinen oder zu schreien.

Auch in Deutschland kannst du an Schwitzhüttenzeremonien teilnehmen. Wenn es sich stimmig anfühlt, kann ich dir das wirklich ans Herz legen. In Mexiko heißt es „Temazcal“ und ich durfte es schon zwei Mal erleben. Beide Male waren sehr unterschiedlich von ihrer Energie und dem, was ich gefühlt habe und empfangen durfte. Für mich war es so transformierend und heilsam, dass ich es kaum in Worte fassen kann. Ich konnte Mutter Erde so sehr fühlen, es war wirklich, als wäre ich in ihrer Gebärmutter. Meine Seele hat mir so viel gezeigt in Form von Erkenntnissen, Gefühlen, Worten, Tränen, Bildern und Flash Backs. Ich glaube, ich habe meine Erlebnisse nie öffentlich geteilt, aber ich spüre den Impuls, es hier zu tun. Vielleicht kann ich jemanden von euch inspirieren oder jemandem dabei helfen, diesen Weg zu gehen. Während meiner ersten Temazcal-Zeremonie mit einem Schamanen habe ich vor allem die Spirits gespürt, hatte durchgehend Gänsehaut trotz unglaublicher Hitze. Irgendwann bekam ich Angst, fühlte mich ganz komisch und beklemmt, die Dunkelheit war hier nicht gerade hilfreich (dachte ich). Und plötzlich hatte ich eine Vision ... In der Dunkelheit formte sich langsam ein Bild. Ich sah, wie mitten im Meer oder Ozean ein Holzboot schwamm. Es war Nacht, der ganze Himmel voller Sterne und im Boot saßen mehrere Menschen. Plötzlich musste ich so stark weinen, wusste aber nicht warum. Dann sah ich, wie das Boot immer weiter in die Dunkelheit verschwand und der Schmerz in mir sagte, dass diese Menschen die Nacht nicht überlebten und ertrunken sind. Ich wusste, dass das meine Vorfahren waren. Ich schluchzte und weinte so laut, dass ich mich selbst über mich wunderte. Ich verstand eigentlich sofort, warum mir das gezeigt wurde, denn ich habe panische Angst vor Wasser. Nie ist mir irgendwas passiert, nie hatte ich schlechte Erfahrung mit Wasser, und doch konnte ich nicht ins Wasser, wenn ich den Boden unter den Füßen nicht spürte. Ich hatte diese Angst und das schreckliche Erlebnis meiner Vorfahren übernommen. In dieser Zeremonie habe ich das losgelassen und aus meinem Familienfeld gelöst. Kurze Zeit später war ich das erste Mal in meinem Leben schnorcheln, das war einer der unglaublichsten Momente meines Lebens.

Meine zweite Temazcal-Zeremonie hatte ich ca. ein Jahr später. Ich hatte eine schwierige Phase, ich fühlte mich leer und verloren. Ich konnte keine Lebensfreude mehr spüren und das machte mir Angst. Also dachte ich, vielleicht kann mir die Zeremonie helfen, etwas loszulassen oder zu erkennen. Während der ganzen Zeremonie war da nichts ... kein Gefühl, kein Empfinden, keine Visionen, keine Botschaften oder Impulse. Zunächst war ich etwas traurig, da ich mir mehr erhoffte, aber dann dachte ich: „Ok, dann soll es nicht sein. Ich kann es nicht ändern und genieße jetzt einfach die Zeremonie." Bei der Temazcal-Zeremonie geht man durch alle Elemente, und wir waren beim letzten Element – Feuer.

Der Schamane sagte, dass wir durch das Feuer wiedergeboren werden. Und dann passierte etwas Unglaubliches ... Ich wurde in einen Film geworfen und sah meine Mutter im Kreissaal, während meiner Geburt. Ich habe alles von oben beobachtet und gesehen, wie mein Krafttier und mein Schutzengel mit im Zimmer waren. Ich habe gesehen, wie sehr ich gekämpft habe, um zu leben! Meine Geburt war tatsächlich kompliziert und ich hätte sterben können. Aber zu sehen, wie sehr meine Seele leben wollte und wie sehr mein Schutzengel und mein Krafttier mir geholfen haben, damit ich es schaffe, hat mich umgehauen. Ich fing so stark an zu weinen wie noch nie. Ich habe sehr laut geweint und konnte nichts mehr zurückhalten. Zum Glück hat der Schamane laut getrommelt und gesungen, man konnte kaum etwas anderes hören. Im Temazcal waren es schon über 90 Grad Celsius, jeder tiefe oder schnelle Atemzug tat unglaublich weh, als würde ich Feuer einatmen, meine Lunge brannte. Und ich konnte nicht aufhören zu weinen und zu schluchzen, das heißt, ich atmete viel schneller, was noch schmerzvoller war. Und obwohl alles brannte, spürte ich Erleichterung. Nach ein paar Minuten wurde es ganz still in mir. Ich hatte einfach das Bedürfnis, mich zu halten und mich zu umarmen. In mir stieg eine solche Dankbarkeit auf, dass sie mich tief berührte. Gleichzeitig aber auch Demut dem Leben gegenüber, und dann bekam ich sogar ein schlechtes Gewissen, dass ich so oft zweifle und die Monate davor mich so leer gefühlt hatte. Ich dachte mir, dass ich viel wertvolle Lebenszeit vergeudet hatte mit dem Gefühl, „lost" zu sein. Doch dann verstand ich, dass das zu meinem Prozess gehörte und es in Ordnung ist. Nach der Temazcal-Zeremonie kam ich als neuer Mensch heraus, als hätte mich Mutter Erde wiedergeboren, und ich weiß, dass so viel in Heilung gehen durfte.

Wenn du ebenfalls eine Schwitzhütten-Zeremonie machen möchtest, rate ich dir, dir nach der Zeremonie mindestens einen Tag noch frei zu nehmen. Du brauchst Zeit für Integration und solltest dir diese auch nehmen. Beachte aber, dass es in der Schwitzhütte sehr heiß wird und du während der Zeremonie eigentlich nicht raus darfst, nur im Notfall und dann auch nicht mehr hineingehen darfst (so wird das zumindest bei den Schamanen in Mexiko praktiziert). Falls du Herz-Kreislauf-Probleme hast, solltest du sie vielleicht eher nicht durchführen. Die Schwitzhütte ist auch nur eine von vielen Möglichkeiten, eine schamanische Zeremonie zu erleben. Du kannst z. B. an einer Tee- oder Kakaozeremonie teilnehmen, bei der auch meditiert und gesungen wird. Bewusstes Malen oder Tanzen kann auch Teil einer Zeremonie sein. Mit das Heilsamste an schamanischen Zeremonien ist das Miteinander und das Gefühl von Verbundenheit. Wenn du die Möglichkeit hast, an einem Frauenheilkreis oder gemischten Circle teilzunehmen, dann würde ich dir das sehr empfehlen. In einem Kreis mit Menschen zu sitzen, sich zu öffnen und sich zu erlauben, sich wahrhaftig zu zeigen, kann sehr emotional sein. Denn eigentlich wollen wir Verbundenheit und Liebe, aber heutzutage fühlen wir uns allen mehr fremd, denn je. In meinen Women Circle oder auch gemischten Circle musste ich noch nicht einmal viel sagen, meist reicht es schon, eine Vorstellungsrunde zu starten, bis die ersten weinen. Es ist immer wieder schön, wenn wir uns erlauben zu fühlen und uns zeigen, wie wir sind. Das ist Heilung pur!

Heilung durch Balance zwischen Körper-Geist-Seele

Körper, Geist und Seele gehören zusammen und sollten für ein gesundes Leben in Balance sein. Im Schamanismus weiß man, dass Krankheiten entstehen können, wenn über längere Zeit eine Disharmonie herrscht.

Ein Beispiel: Deine Seele hat sich folgenden Seelenplan vorgenommen: „Menschen, die benachteiligt sind, zu helfen, heilen oder unterstützen.“ Das bedeutet, dein Herz ist erfüllt, wenn du Menschen helfen kannst. Das kann sein durch: Freiwillige Arbeit für Obdachlose, im Kinderheim, im Hospiz, die Arbeit als Krankenschwester oder aber du gründest eine Selbsthilfegruppe für Alkoholiker. Wenn du jetzt aber im Marketing für eine Firma arbeitest, die alles andere als Menschen hilft, kann es passieren, dass du mit der Zeit unglücklich, unmotiviert und vielleicht irgendwann sogar depressive Verstimmungen bekommst. Das bedeutet nicht, dass du sofort deinen Job kündigen musst, denn wenn du deinem Seelenplan in der Freizeit folgst, wirst du dich auch direkt anders fühlen. Natürlich verstehe ich, dass es den meisten zu viel ist, neben der Arbeit sich noch sozial zu engagieren. Aber wenn dich deine Arbeit nicht nur nicht erfüllt, sondern belastet, schlaucht und dir Energie raubt, dann solltest du dir wirklich Gedanken machen. Ist der Job es wert, dass du dich müde, kaputt, gestresst und ohne Energie fühlst? Und falls du jetzt denkst: „Ja, das ist doch normal. Jeder Job ist doch anstrengend“, dann kann ich dir aus meiner Perspektive sagen: Ja, anstrengend bestimmt, aber es kann gleichzeitig erfüllend sein und Spaß machen. Und halt dich fest: Wenn der Job dich erfüllt, gibt er dir sogar Energie, statt sie dir zu rauben. Und nein, dafür musst du nicht um die Welt reisen, von zuhause arbeiten oder einen fancy Job haben. Folge dem, was dir Spaß macht! Ein Job kann dich erfüllen, wenn du ihn von Herzen machst, egal ob als Koch/Köchin, Gärtner:in, Verkäufer:in, Banker:in oder Klavierlehrer:in. Wichtig ist: Dein Seelenplan muss nicht immer dein Beruf sein, jedoch kommt das häufig vor. Falls du also über eine lange Zeit gegen deinen Seelenplan arbeitest und die Dinge, die sich deine Seele vorgenommen hat (in diesem Fall: Menschen helfen), nicht tust, muss deine Seele handeln. Zuerst versucht sie es durch Zeichen: Du triffst vielleicht auf Menschen, die in helfenden Berufen arbeiten, du schaust dir „Greys Anatomie“ an und denkst: „Ah, das muss schön sein, wenn man helfen kann“, oder du träumst von bestimmten Lebensszenarien. Wenn von deiner Seite immer noch nichts passiert, versucht die Seele andere Wege. Sie könnte den Weg gehen über deine Intuition, deine innere Stimme, sodass du dir mehr Gedanken darüber machst, den Job zu wechseln und etwas Neues auszuprobieren. Leider kommt dann unser Verstand ins Spiel. Du denkst vielleicht: „Das kann ich jetzt doch nicht machen. Ich habe einen sicheren Job, das wäre zu riskant“, oder: „Jetzt nochmal umschulen? Dafür bin ich zu alt“, oder: „Ich muss ja meine Familie ernähren, da kann ich mir das nicht erlauben.“ Aus der Verzweiflung, dass alle Versuche gescheitert sind, versucht die Seele dann als letzte Möglichkeit, bei deinem Körper anzuklopfen. Denn das kannst du schließlich nicht ignorieren ... Pah, von wegen! Hast du dich schon mal dabei ertappt, dass du trotz Krankheit gearbeitet hast? Ich habe das früher ganz oft, denn mein schlechtes Gewissen meinen Arbeitskolleg:innen gegenüber ließ mich nicht ausruhen. Oder die Angst davor, wie viel Arbeit dann auf mich wartet, wenn ich zurückkomme. Also habe ich mit Grippe, Magenschleimhautentzündung und sogar Nierenbeckenentzündung gearbeitet. Ich habe sogar eine Magenschleimhautentzündung fünf Monate verschleppt, die dann chronisch wurde. Du siehst, sogar das können wir ignorieren. Ich habe dann Monate später und kurz vor einem Burnout endlich begriffen, dass ich mein Leben ändern muss. Hätte ich da weitergemacht, wäre das Ganze nicht so gut verlaufen. Ich bin mir sicher, dass ich mich gesundheitlich hätte sehr lange Zeit erholen müssen. Und so geht es unglaublich vielen Menschen. Manchmal folgen sogar Krankheiten, die einen komplett aus der Bahn werfen. Ich habe das bei einigen Klienten beobachtet, von Burnout bis hin zu Tumoren, Geschwüren oder Psychosen. Die Seele will dir damit sagen: „HEY! Wenn du mich so lange Zeit ignoriert hast, muss ich jetzt handeln. Ich muss etwas unternehmen, damit du siehst, dass für dich ein anderer Weg bestimmt ist!“ Die Seele will dir nichts Böses, jedoch sieht sie sich gezwungen, dich durch etwas komplett zum Stillstand zu bringen. Sodass du dich mit dir selbst beschäftigen musst. Und wie oft hast du schon mitbekommen, dass Menschen nach einem Burnout oder Krebs gesagt haben, dass die Gesundheit das Wichtigste ist. Dass sie sich nie wieder für einen Job so krumm machen würden und ihr Leben nach einem Schicksalsschlag komplett verändern. Im Nachhinein ist man immer schlauer, aber wie schade ist es, dass immer etwas so Ausschlaggebendes passieren muss, damit wir aufwachen? Warum können wir nicht vorher schon gut für uns sorgen? Vielleicht ist dies dein Weckruf und du fühlst dich angesprochen.

Falls diese Aussagen dich bewegen, bitte reflektiere und träume GROSS! Halte deine Träume nicht klein und sei es dir wert, glücklich und erfüllt zu sein.

Folge deinem Seelenplan und aktiviere deine Heilkräfte

Meiner Ansicht nach ist es so, dass die Seele vor der Geburt auf der Erde eine bestimmte Absicht oder ein Ziel hat, das sie im Leben erreichen möchte. Dies kann die Entwicklung bestimmter Gefühle (wie Liebe, Mitgefühl, Geduld) sein oder das Überwinden von Herausforderungen (z. B. Angst, Schmerz oder Verlust). Der Seelenplan kann auch bestimmte Missionen oder Verpflichtungen verfolgen, die sich auf das Wohl der Menschheit oder das höhere spirituelle Ziel der Seele beziehen. Auch können wir uns mit bestimmten Seelen verabreden und gemeinsam wachsen und lernen. Manchmal geht es darum, karmische Verstrickungen zu lösen oder aber auch einfach Spaß zu haben.

Vielleicht hast du dich schon immer gefragt, was dein Seelenplan ist oder wie du ihm folgen kannst? Es ist im Grunde so einfach und kann gleichzeitig so schwer sein! Dein Seelenplan ist das, was dein Herz glücklich macht, erfüllt und die Zeit vergessen lässt. Eigentlich ganz easy, oder? Du musst im Grunde nur auf dein Herz hören und deinen Leidenschaften folgen, dem, was dich von Herzen interessiert. Warum ist es dann so schwer, wenn es doch so leicht sein kann? Wir Menschen sind oft sehr rational, im Ego, verkopft und wissen gar nicht mehr, wie wir auf unser Herz hören können. Die Stimme des Herzens ist so leise geworden, dass sie gar nicht oder kaum „hörbar" ist. Die meisten Menschen sind getrennt von sich selbst, achten ihre eigenen Bedürfnisse nicht. Aber warum? Wieso respektieren wir unsere Herzenswünsche nicht? Das kann viele Gründe haben: Vielleicht wurden wir streng erzogen und es wurde uns beigebracht, immer auf die Eltern zu hören. Wenn also die Eltern sagen: „Du musst studieren und Anwalt werden, denn das ist ein sicherer und guter Job", dann wachsen wir mit dieser Überzeugung auf. Damit werden dem Kind direkt Scheuklappen aufgesetzt und das Kind sieht nur diesen Weg. In wenigen Fällen schaffen es die Kinder, aus dieser Begrenzung auszubrechen. Natürlich prägen uns Eltern oder Bezugspersonen sehr. Wenn dir seit der Kindheit eingeprägt wurde, dass Selbständigkeit etwas Unsicheres ist und du damit nie erfolgreich sein kannst, wirst du es vielleicht nie versuchen. Wenn deine Eltern aber erfolgreich selbständig sind und dir immer gesagt haben, dass du nie als Angestellte:r arbeiten solltest, denn so müsstest du immer für jemanden ackern und hättest nichts davon, dann ist die Wahrscheinlichkeit sehr hoch, dass dieses Kind ebenfalls selbständig wird. Es ist normal, aber ja, wir lassen uns beeinflussen durch Eltern, Bezugspersonen, Erzieher:innen, Lehrer:innen, Freund:innen, Medien ...

Es sind nicht nur die Meinungen anderer, auch können sich hier Glaubenssätze einprägen, die dich ein ganzes Leben lang begleiten. Diese

Glaubenssätze könnten sein: „Wahre Liebe ist schwer zu finden"; „Alle Männer sind gleich"; „Du musst in einer Beziehung alles für den Partner:in tun"; „Ich brauche einen Partner:in, um nicht alleine zu sein"; „Ich bleibe lieber alleine, so werde ich nicht verletzt"; „Früher oder später werde ich eh verlassen." Kennst du Menschen, die ständig über ihre Beziehung klagen? Es gibt viele, die sich über ihren Partner oder die Partnerin, über die Konflikte oder die fehlende Nähe in der Beziehung beschweren. Aber selten hört man von Menschen, die von der Liebe, der Verbundenheit und dem Glück in ihrer Partnerschaft erzählen. Dabei ist weder der Partner noch die äußeren Umstände der Beziehung schuld. Es ist deine Entscheidung, es ist jeden Tag DEINE Entscheidung, wie du mit deiner Partnerschaft oder dem Thema Liebe umgehst. Wie du die Beziehung gestaltest, bleibt immer auch noch deine Wahl. Merke dir, wenn wir über lange Zeit etwas in unserem Leben nur ertragen, können wir nicht von Herzen glücklich sein.

Also folge deinem Herzen, so gut es geht ... folge deinem Seelenweg! Schon die ersten Schritte werden deine Selbstheilungskräfte aktivieren. Endlich arbeitest du nicht mehr gegen dich, gegen deine Seele. Dein Energiesystem wird völlig neu aktiviert. Du kommst in den Flow und wirst vom Universum ganz sicher beschenkt. Das Universum ist immer für dich! Und falls du jetzt denkst: „Aber was ist, wenn sich dadurch meine Freund:innen abwenden?" Na dann, herzlichen Glückwunsch! Wenn deine Freund:innen dich nicht so akzeptieren, wie du bist, und das, was dich glücklich macht, haben sie eh nichts in deinem Leben verloren.

Ja, mir ist bewusst, wie hart das klingt. Aber ganz im Ernst, was willst du mit Menschen in deinem Leben, die nicht wollen, dass du deinem Seelenplan folgst? Was bringen dir oberflächliche Beziehungen? Als ich mich als schamanische Geistheilerin selbständig gemacht habe, gab es zwar nicht viele Menschen, die sich abgewendet haben, aber einige haben sich zurückgezogen. Klar fand ich das erst einmal traurig, aber ich habe es dann als Geschenk gesehen, denn so erkannte ich, wer meine wahren Freund:innen sind. Natürliche Auslese nenne ich es :)

Wenn du dich nun fokussieren willst auf deinen Seelenplan, beachte, dass dein Seelenplan nicht immer nur einen Bereich umfasst. Dein Seelenplan ist dein Lebensweg mit vielen verschiedenen Stationen. Dein Seelenplan kann sein: ein Job, ein Hobby, eine Fähigkeit/Gabe, wie z. B. Singen oder Klavier spielen, Mutter oder Vater zu sein, Bücher zu schreiben, oder aber auch Fähigkeiten wie: Grenzen setzen, Nähe zulassen, Vergebung lernen, alle Emotionen zu fühlen, Selbstliebe erlernen oder auch einfach Mensch zu sein. Folge dem, was dich glücklich macht, folge dem, was dich erfüllt, folge dem, was dir Energie gibt!

Dich macht es glücklich, Bücher zu lesen und von Büchern umgeben zu sein? Dann gründe einen Bücherclub oder tritt einem bei. Vielleicht möchtest du selbst ein Buch schreiben? Oder verbringe mehr Zeit in der Bibliothek. Oder du schulst dich um zur Bibliothekar:in? Du liebst es zu malen? Dann tue das mehr. Vielleicht möchtest du irgendwann Illustratorin für Bücher werden? Oder Kinder im Malen unterrichten? Oder du gründest einen Frauenkreis zum Thema „intuitives Malen“, falls du spiritueller arbeiten willst. Oder du filmst dich beim Malen und lädst die Videos auf YouTube hoch? Ganz egal, was dich glücklich macht, es gibt IMMER Wege. Sobald du dem folgst, was dich glücklich macht, verändert sich deine Energie, deine Laune, deine Lebensfreude und deine Gesundheit. Deine Selbstheilungskräfte werden immer stärker. Du hast es verdient, glücklich und erfüllt zu sein!

MEDIALITÄT

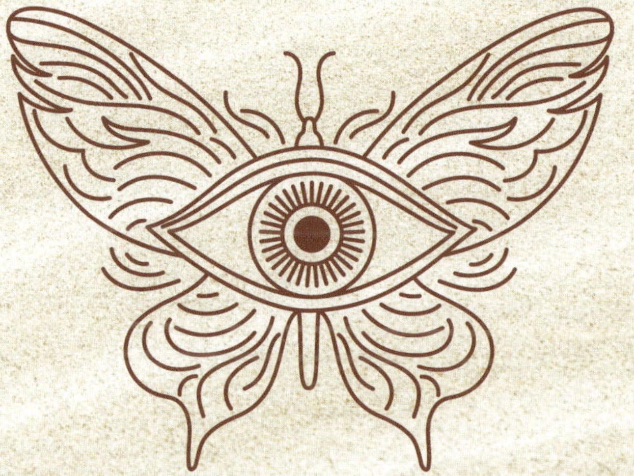

Sensitivität vs. Medialität

Bevor ich in das Thema Medialität einsteige, möchte ich hier kurz den Unterschied nennen zwischen Sensitivität und Medialität. Nicht alle besonderen Wahrnehmungen sind nämlich gleich ein Zeichen für Medialität.

Sensitivität ist die Fähigkeit:

- alles wahrzunehmen, was mit den physischen Sinnen wahrnehmbar ist (z. B. Menschen, Räume, Orte, aber auch Auren),
- die gespeicherte Energie (wie von einer Festplatte) abzulesen,
- intuitiv ein Bauchgefühl zu haben.

Medialität ist die Fähigkeit:

- mit der geistigen Welt und feinstofflichen Ebenen und Wesen zu kommunizieren.

Sensitivität ist wie ein feines „Fühlen“ der energetischen Schwingungen, die uns umgeben. Menschen, die sehr emphatisch oder auch hochsensibel sind, sind in der Lage, Stimmungen, Emotionen und Energien von anderen zu spüren. Diese Wahrnehmung ist meist intuitiv. Sensible Menschen können sich sehr stark in die Gefühle anderer hineinversetzen und sie auch gut selbst nachempfinden. Sie „fühlen“ die Emotionen, die in einem Raum oder bei einer Person vorhanden sind. Kennst du das? Es ist auch die Fähigkeit, die Energie von Menschen, Orten und Situationen zu spüren. Also wenn du sensitiv wahrnimmst, kannst du wahrscheinlich spüren, ob ein Ort positive oder negative Energien hat. Die Energien in einem Tempel, einem Friedhof oder einem ehemaligen Konzentrationslager sind extrem unterschiedlich. Diese Extreme können sensitive Menschen wahrnehmen.

Sensitivität geht oft Hand in Hand mit einer starken inneren Stimme, der Intuition. Man hat das Gefühl, dass „etwas in der Luft liegt", oder man spürt, was als Nächstes passieren könnte.

Medialität hingegen geht einen Schritt weiter und bezieht sich auf die Fähigkeit, mit den geistigen Wesenheiten oder den Seelen von Verstorbenen zu kommunizieren oder auch Informationen aus der geistigen Welt zu empfangen. Ein Medium wird oft als „Vermittler" zwischen der physischen Welt und der spirituellen Welt verstanden.

Ein Medium kann mit Seelen von Verstorbenen in Kontakt treten, Nachrichten übermitteln oder die Seelen wahrnehmen. Gerade wenn es darum geht, Dinge außerhalb unserer Realität wahrzunehmen, fällt es einigen schwer, voller Vertrauen die Dinge so anzunehmen, wie sie kommen. Auch ich hatte am Anfang meine Schwierigkeiten und wollte für alles, was mir passiert ist oder gezeigt wurde, einen „Beweis". Denn wir Menschen sind darauf konditioniert, nur das zu glauben, was wir auch sehen oder beweisen können. Deshalb möchte ich hier auf dieses Thema kurz einmal eingehen.

Eine Frage vorab: Liebst du jemanden? Wenn ja, wie willst du das beweisen? Liebe ist ein Gefühl ... du kannst es nicht sehen, aber spüren, und du weißt, dass sie da ist! Genauso ist es auch mit vielen Dingen in der Spiritualität. Wir dürfen hier den Blick nach innen richten und unserer Intuition vertrauen. Wir dürfen spüren und erleben, dass es so viel mehr gibt!

Medialität und Selbstheilungskräfte

Ich persönlich finde, wir alle dürfen uns mehr mit unserer Sensitivität und Medialität beschäftigen, denn eigentlich ist es etwas ganz Natürliches, das bei uns leider mit der Zeit mehr und mehr eingeschlafen ist. Wenn du deine medialen Fähigkeiten ausbaust, entwickelst du ein feineres Gespür für deinen Körper, deine Emotionen und deine Energie. Du kannst dadurch Blockaden oder Ungleichgewichte früher wahrnehmen, bevor sie sich in ernsthafte physische oder emotionale Beschwerden manifestieren.

Mediale Fähigkeiten ermöglichen dir oft, in tiefe Bewusstseinszustände einzutauchen, in denen du mit deinem höheren Selbst oder mit Spirits aus anderen Ebenen kommunizieren kannst. Diese Verbindung kann dir helfen, Klarheit über tieferliegende Ursachen von gesundheitlichen oder emotionalen Problemen zu bekommen. Meditation kann dir hier z. B. helfen, deinen Geist zu beruhigen und in einen Zustand der Entspannung zu versetzen. Stress ist, wie du wahrscheinlich weißt, oft ein großer Faktor bei der Entstehung oder Verschlimmerung von Krankheiten. Meditation stärkt die Fähigkeit, dich von belastenden Gedanken und Ängsten zu lösen, was natürlich deinen Heilungsprozess unterstützt. Mediale Arbeit kann dir auch dabei helfen, tief verwurzelte Glaubenssätze und Emotionen zu erkennen. Glaubenssätze können sehr tief sitzen und schon aus frühster Kindheit aktiv sein. Manchmal bin ich immer noch überrascht, welche Glaubenssätze sich in mir zeigen, obwohl ich sie mir schon so oft anschaue. Wenn du sie erkennst und transformierst, fördert das Selbstakzeptanz und inneres Gleichgewicht – wesentliche Grundlagen für die Aktivierung deiner Selbstheilungskräfte. Mehr zu den Glaubenssätzen findest du später im Buch. Wenn du also deine medialen Fähigkeiten stärkst, kannst du proaktiver und gezielter an deiner Heilung arbeiten. Deine Hellsinne können als kraftvolle Werkzeuge zur Unterstützung deiner Selbstheilung dienen, indem sie dir helfen, Blockaden zu erkennen, sie zu verstehen und Lösungen auf einer tieferen Ebene zu finden. Sie können dich auf dem Weg zur Heilung von Körper, Geist und Seele begleiten, indem sie dir die Einsichten und Informationen liefern, die du brauchst, um den Heilungsprozess selbst zu aktivieren. Oder aber, du kannst dank deiner Hellsinne Botschaften der geistigen Welt empfangen.

Hellsinne erkennen

Ich möchte kurz auf alle Hellsinne eingehen, damit du für dich herausfinden kannst, welche Hellsinne bei dir ausgeprägt sind. Wenn du weißt, was deine Stärke ist, kannst du sie gezielt trainieren. Vielleicht weißt du es bereits und arbeitest medial, dann hoffe ich, dass du trotzdem den ein oder anderen Impuls mitnehmen kannst. Ich werde auch bei jedem Hellsinn darauf eingehen, wie dir dieser bei deinen Selbstheilungskräften helfen kann.

Hellsehen (Visuelle Wahrnehmung)

Hellsehen bedeutet, Bilder, Symbole oder Szenen zu „sehen", die nicht mit den physischen Augen wahrgenommen werden, sondern mit dem inneren Auge (oder auch mit dem dritten Auge). Es kann auch tatsächlich sein, dass man Energien, die Aura oder Wesen mit dem physischen Auge sehen kann. Das passiert aber eher nicht so häufig – ist aber möglich!

In Bezug auf die Selbstheilung kann dies auf verschiedene Weise hilfreich sein:

Wenn Hellsehen deine Stärke ist, kannst du energetische Blockaden in deinem Körper oder deinem Energiefeld visuell wahrnehmen. Wenn du deine Augen schließt, kannst du vielleicht dunkle Flecken am Körper sehen oder etwas Nebeliges oder energetische Ketten oder ähnliches. Das kann dir dabei helfen, z. B. zu erkennen, wo Anspannung, stagnierende Energien oder emotionale Schmerzen im Körper sitzen. Indem du diese Blockaden siehst, kannst du gezielt daran arbeiten, sie zu lösen oder lösen zu lassen. Hellsehen kann auch beim Visualisieren von Heilungsprozessen helfen. Du kannst dir vorstellen, wie heilende Energie in deinen Körper fließt oder wie sich das Licht um eine bestimmte Stelle in deinem Körper sammelt und diese heilt. Ja, manchmal kann es so einfach sein, probiere es einfach aus.

Hellfühlen (Empathie, Energie- und Körperwahrnehmung)

Hellfühlen ist die Fähigkeit, die Emotionen, Energien, physischen Empfindungen anderer und die eigenen Energien zu spüren. Für die Selbstheilung ist diese Wahrnehmung sehr wertvoll, denn du kannst die physischen oder emotionalen Blockaden in deinem eigenen Körper erfühlen, bevor sie zu physischen Symptomen oder Schmerzen werden. Wenn Hellfühlen bei dir ausgeprägt ist, kannst du Menschen sehr gut fühlen und verstehen. Du kannst dich sehr gut in andere Menschen hineinversetzen, manchmal vielleicht zu sehr, dann ist auch eine gute Abgrenzung wichtig. Falls du im spirituellen Bereich arbeitest und hellfühlig bist, kannst du wahrscheinlich sehr gut spüren, was dein:e Klient:in benötigt oder wie er/sie sich fühlt. Viele Menschen nutzen

Hellfühlen auch, um Heilenergien durch ihre Hände oder den Körper zu leiten (z. B. bei Reiki).

Hellhören (Akustische Wahrnehmung)

Beim Hellhören kannst du Informationen, Botschaften oder Impulse aus der geistigen Welt oder von deinem eigenen Unterbewusstsein oder deiner Seele in Form von Tönen, Geräuschen oder Stimmen wahrnehmen. Das Hellhören ist jedoch ein inneres Hören (wie Gedanken, die laut sind) und meint nicht, Stimmen von außen zu hören. Falls du Stimmen hörst, als ob ein Mensch von außen mit dir spricht, könnte das eher auf eine psychische Auffälligkeit wie z. B. Schizophrenie hinweisen. Manchmal empfängt man durch Hellhören beruhigende oder heilende Worte, die von dem höheren Selbst oder spirituelle Führer kommen. Diese Botschaften können dir Hinweise auf Heilung oder Lösungen für gesundheitliche Probleme geben.

Hellwissen (Intuitives Wissen)

Hellwissen ist das intuitive Wissen, bei dem du ohne rationale Erklärung einfach Dinge weißt. Es kommt oft als plötzliche Erkenntnis oder Eingebung. Plötzlich hast du eine Idee wie einen Geistesblitz. Du wirst plötzlich wissen, welche Heilmittel oder Techniken für dich oder andere am besten geeignet sind, ohne dass du jemals etwas darüber gelernt hast. Das Schöne hierbei ist, dass du zu allen möglichen Themen Impulse und Antworten erhalten hast. Das Schwierige hierbei ist, auf diese Gabe zu vertrauen. Dieser Hellsinn verlangt dir einiges an Vertrauen ab, denn viele denken, dass das ja eventuell nur die eigenen Gedanken waren. Ganz viel Übung und Vertrauen ist hier nötig. Hellwissen kann dir z. B. auch Einsichten darüber geben, warum du bestimmte Krankheiten oder Beschwerden hast. Oft sind körperliche

Symptome mit emotionalen oder psychischen Ursachen verknüpft. Das intuitive Wissen kann dir dabei helfen, diese Ursachen zu erkennen und zu heilen.

Hellriechen/Hellschmecken

Ich nehme das Hellriechen und Hellschmecken gerne zusammen, weil sie sich sehr ähneln und ergänzen, möchte aber beide trotzdem kurz getrennt erklären.

Hellriechen beschreibt die Fähigkeit, Gerüche oder Aromen wahrzunehmen, die für andere Menschen nicht wahrnehmbar sind. Also quasi Gerüche zu „riechen“, die nicht aus der physischen Welt stammen. Zum Beispiel könnte jemand den Duft von Blumen, Kräutern oder Rauch wahrnehmen, die nicht wirklich vorhanden sind, aber eine symbolische Bedeutung oder eine Verbindung zu einem anderen spirituellen oder energetischen Zustand haben. Verstorbene zum Beispiel zeigen sich oft durch den Geruch. Manche können plötzlich das Parfüm des geliebten Verstorbenen riechen, oder die Plätzchen, die Oma immer gebacken hat. Durch das Hellriechen kann man aber auch blockierte oder stagnierende Energie wahrnehmen. Wenn jemand plötzlich einen unangenehmen oder faulen Geruch wahrnimmt, kann es auf eine energetische Blockade im Körper oder auf ungelöste emotionale Themen hinweisen. Das Bewusstsein für diese Blockaden ist der erste Schritt zur Heilung. Wenn die Person erkennt, dass eine Blockade existiert, kann etwas dagegen getan werden (z. B. durch Meditation, Heilungstechniken oder Gesprächstherapie oder auch Arztbesuch). Bei mir ist das Hellriechen und Hellschmecken auch ausgeprägt. Wusstest du, dass man durch Hellriechen ggf. Krankheiten „erriechen“ kann? Ich habe mich erst damit beschäftigt, als ich merkte, dass ich Corona riechen kann. Ja, ich weiß, wie sich das anhört. Immer wieder habe ich bei Corona-Infizierten Menschen einen unangenehm stechenden Geruch wahrgenommen, fast wie Ammoniak. Meinem ehemaligen Verlobten konnte ich überhaupt nicht zu nah kommen, als er Corona hatte. Es war für mich kaum aushaltbar, dabei ist es ein energetisches Riechen, das keiner außer mir gerochen hat. Sogar als er negativ getestet war, konnte ich ihn noch 3-4 Tage nicht riechen, dann war es wieder weg. Und es kam schon häufiger vor, dass ich in einer Gruppe genau diesen stechenden Geruch in der Nase hatte und meinte: „Leute, hier hat jemand Corona, ich rieche das." Anfangs wurde darüber gelacht, aber es hat sich spätestens am nächsten Tag IMMER bestätigt. Ich glaube, dass wir dahingehend noch einiges könnten. Aber leider werden diese Hellsinne zu selten trainiert, weil natürlich das Sehen viel spannender zu sein scheint. Was ich übrigens so nicht unterschreiben würde.

Hellschmecken ist die Fähigkeit, Geschmäcker auf energetischer Weise wahrzunehmen.
Wie beim Hellriechen kann Hellschmecken auch als Zeichen für spirituelle Informationen interpretiert werden. Ein süßer Geschmack könnte zum Beispiel mit positiven, heilenden Energien in Verbindung stehen, während ein bitterer Geschmack als Symbol für eine Warnung oder ein ungelöstes Thema stehen könnte. Zum Beispiel könnte ein bitterer Geschmack im Mund auf eine Unausgeglichenheit oder eine toxische Ansammlung im Körper hinweisen. Wenn eine Person diesen Geschmack wahrnimmt, kann sie bewusst Maßnahmen ergreifen und sich so von belastenden Gedanken oder Emotionen befreien und die energetischen Blockaden lösen. Ein angenehmer Geschmack kann ebenfalls eine positive, heilende Wirkung haben. Manche Menschen berichten von einem süßen oder fruchtigen Geschmack, der sie daran erinnert, achtsam mit ihrer Ernährung umzugehen.

Wenn jemand einen ungewöhnlichen Geschmack wahrnimmt, könnte es ein Signal sein, dass eine bestimmte Art von Heilung oder Ausgleich nötig ist – sei es durch Ernährung, Entgiftung oder emotionale Heilung. Es kann also wie ein Frühwarnsystem fungieren.

Es kann auch durchaus sein, dass bei dir alle Hellsinne ausgeprägt sind oder dass sich weitere Hellsinne öffnen, sobald du dich auch nur mit einem beschäftigst. Du könntest z. B. durch Hellsehen eine Blockade im Energiesystem sehen, während du gleichzeitig durch Hellfühlen die damit verbundenen Emotionen wahrnimmst. Gleichzeitig könntest du durch Hellhören eine heilende Botschaft empfangen, die dir die genaueste Vorgehensweise zur Lösung des Problems vermittelt. Das Hellwissen könnte dir den richtigen Heilungsansatz oder die Methode zu dieser Blockade klar aufzeigen. Oder es kann ein bunter Mix sein aus verschiedenen Hellsinnen. Öffne dich für alles, was sich zeigen möchte, und versteife dich nicht zu sehr auf das „Sehen". Ja, ich weiß, das finden wir alle spannend … aber alle anderen Hellsinne sind mindestens genauso cool!

Wenn du mehr auf deine Hellsinne hörst und die subtileren Wahrnehmungen von deinem Körper, deiner Energie und deinem Geist wertschätzt, wirst du nicht nur deine Selbstheilungskräfte verbessern, sondern baust auch eine tiefere Verbindung zu dir selbst auf. Das fördert wiederum noch mehr deine Hellsinne, denn dein System versteht dann: „Ah cool, sie/er nimmt die Botschaften wahr, schicken wir ihr/ihm mehr." Wenn du zu viel zweifelst und deinen Eingebungen keine Beachtung schenkst oder nicht darauf vertraust, was du siehst oder spürst, kann es sein, dass du mit der Zeit immer weniger wahrnimmst. Aber lass uns schauen, welche Hellsinne bei dir ausgeprägt sein könnten …

Hellsinne-Test

- Stelle dir vor, ein Krankenwagen fährt an dir vorbei! Schließe kurz die Augen und visualisiere die Situation so gut wie möglich. Spürst du den Wind? Siehst du den Krankenwagen ganz deutlich oder hörst du eher seine Sirene?
- Stelle dir nun vor, du gehst an deinen Computer, suchst nach Musik und möchtest dein Lieblingslied anmachen. Schließ die Augen und stell dir das vor, wie du suchst und dann dein Lieblingslied anstellst. Was nimmst du wahr? Kannst du den Vorgang sehen? Kannst du fühlen, wie du nach dem Lied suchst und es in die Tastatur eingibst? Kannst du vielleicht das Lied hören?
- Stelle dir vor, du stehst in einem Blumenladen und berührst ein paar Blumen! Kannst du sie fühlen? Wenn Blätter dazwischen sind, hörst du vielleicht das Rascheln? Kannst du den Blumenladen mit all den Blumen sehen? Kannst du all die verschiedenen Blumen riechen? Welche Blume riecht am stärksten?

Schau einmal, was du wahrnehmen konntest und was weniger. Das sagt dir schon viel über deine ausgeprägten Hellsinne aus. Andere Hellsinne können sich trotzdem noch ausbilden. Und wenn du alles wahrnehmen konntest, MEGA, Glückwunsch :)

Diese Übungen können dir helfen, deine Hellsinne zu stärken:

- **Hellsehen:** Schließe deine Augen und versuche, dir bestimmte Bilder vorzustellen. Vielleicht bestimmte Menschen, Tiere oder Farben. Kannst du die Bilder oder sogar den Film vor deinem inneren Auge sehen? Du kannst zusätzlich geführte Meditationen hören, vor allem Fantasiereisen, um das zu fördern.

- **Hellfühlen:** Setze dich in eine ruhige Umgebung und versuche, die Energie eines Objekts oder einer Person zu spüren, ohne sie zu berühren. Wie fühlt es sich an? Ist die Energie schwer oder leicht? Angenehm oder unangenehm? Bei Menschen z. B.: Ist die Person gut gelaunt? Oder eher traurig? Du musst die Antwort auch nicht kennen, es geht nur darum, sich immer wieder in etwas oder jemanden hineinzufühlen (ohne energetisch übergriffig zu sein). Oder wenn du in einen Raum hineingehst: Wie fühlt die Energie sich hier an? Ist sie angenehm oder fühlt sie sich nicht gut an?

- **Hellhören:** Schließe deine Augen und höre dich bewusst nach Geräuschen oder Stimmen um, die du vielleicht normalerweise nicht hörst. Nimm alles wahr ... Nachbar:innen, Autos, Vogelgezwitscher, Musik, Unterhaltungen. Und nach einiger Zeit weite das ganze aus und achte auf subtile Töne, die sich wie eine innere Stimme oder ein Geräusch anfühlen. Und selbst wenn du anfangs nichts wahrnimmst, probiere es immer wieder, beim Sport muss man auch trainieren, um Ergebnisse zu bekommen.

- **Hellwissen:** Stelle dir eine Frage, auf die du keine bewusste Antwort hast, und lasse dann intuitiv eine Antwort zu. Versuche nicht, deinen rationalen Verstand einzubeziehen.

Was kommt spontan in deinen Kopf? Mit den Antworten musst du nichts machen, nimm sie einfach an, wie sie kommen.

- **Hellriechen/Hellschmecken:** Stell dir immer wieder den Geruch/Geschmack bestimmter Lebensmittel, Gegenstände oder Pflanzen vor. Versuche den Geschmack und den Geruch so gut es geht wahrzunehmen. Stell dir z.B. vor, wie es riecht, wenn du einen Apfelkuchen frisch aus dem Ofen holst.

Herz vs. Verstand

Hast du dich schon mal gefragt, ob du dein Leben mehr aus dem Kopf/Verstand lebst oder aus dem Herzen? Wie triffst du Entscheidungen? Aus dem Verstand oder Herzen? Wenn wir immer wieder aus dem Verstand entscheiden und leben, dann blockiert das ebenfalls unsere Selbstheilungskräfte. Denn so unterdrückst du zu lange das, was sich dein Herz wirklich wünscht. Oder vielleicht bekommst du immer wieder Botschaften und Impulse, oder auch Bilder in den Meditationen gezeigt und sagst dir: „Ah, das war nur mein Verstand." Oder du bekommst Zeichen geschickt und nimmst Synchronizität wahr und tust es nur als Zufall ab? Dann lade ich dich dazu ein, mehr auf dein Herz zu hören. Zum einen kannst du immer wieder in dein Herz einchecken und fragen, wie es deinem Herzen geht. Fühlt sich der Bereich in und um dein Herz gut an? Fühlt es sich frei und leicht an? Oder fühlt es sich schwer oder blockiert an? Vielleicht bemerkst du sogar körperlich, dass sich etwas zusammenzieht? So kannst du mehr und mehr dein Herz und später deine Herzenswünsche wahrnehmen, indem du erstmal regelmäßig in dein Herz eincheckst und fühlst, was da so ist. Das kann z.B. so aussehen: Schließe deine

Augen, atme ein paar Mal tief ein und aus. Dann fokussiere dich nur auf dein Herz und spüre hinein. Wie fühlt sich dein Herzbereich an? Kalt? Warm? Groß? Klein? Verschlossen? Offen? Welche Emotionen kannst du wahrnehmen?

Nach und nach wird dein Herz mit dir sprechen, das tut es jetzt schon, aber meist können wir es nicht sofort hören, wenn wir uns Jahre lang oder sogar unser Leben lang nicht damit beschäftigt haben. Wenn du schon länger meditierst und vielleicht im Bereich Spiritualität arbeitest, wird es dir sicherlich leichter fallen. Sobald du fühlst, dass du dein Herz ganz gut wahrnehmen kannst, kannst du diese Übung einbauen:

- Atme drei Mal tief ein und aus. Lenke deine Aufmerksamkeit auf dein Herz. Wenn du möchtest, schließe dabei deine Augen.
- Mache einfache Aussagen, die der Wahrheit entsprechen, z. B.: „Ich heiße XY" (mit deinem Namen natürlich), „Ich bin XY Jahre alt", „Ich trage gerade ein schwarzes Kleid." Und dann fühle, wie sich dein Herz anfühlt. Mache die Aussagen nacheinander, also fühle nach jeder Aussage in dein Herz. Wahrscheinlich passiert nicht viel? Merke dir, wie dein Herz auf ein „JA" bzw. Bestätigung reagiert, es kann sich ganz ruhig anfühlen.
- Atme wieder drei Mal tief ein und aus. Lenke deine Aufmerksamkeit auf dein Herz. Wenn du möchtest, schließe dabei deine Augen.
- Mache nun Aussagen, die nicht der Wahrheit entsprechen, z. B.: „Ich bin 127 Jahre alt", „Ich habe grüne Haare." Was passiert nun in deinem Herzen? Zieht es sich zusammen?

Fühlt es sich komisch an? Merke dir auch hier, wie dein Herz auf falsche Aussagen reagiert.

Falls du noch nichts gemerkt hast, dann macht das nichts. Dann verbinde dich noch öfter mit deinem Herzen und probiere es in ein paar Tagen oder Wochen nochmal. Sobald du dann einen Unterschied merkst, kannst du auch Aussagen treffen und Fragen stellen, deren Antworten du nicht kennst. Beispiel: Du hast Hunger und weißt nicht, was du essen sollst, oder kannst dich im Restaurant nicht entscheiden. Du kannst nun ein paar Mal ein und ausatmen, ruhig werden und in dein Herz fühlen. Nun mache verschiedene Aussagen oder stelle Fragen und spüre nach: „Meinem Körper würde jetzt ein Burger guttun", oder: „Meinem Körper würde nun eine Suppe guttun." Bei welcher Aussage sagt dein Herz „JA", bei welcher „NEIN"?

Warum diese Übung ein Gamechanger ist? Hierbei lernst du, selbstbestimmt Entscheidungen zu treffen. Selbstbestimmung ist ein großes Privileg, welches wir zu oft freiwillig abgeben. Oft lassen wir andere entscheiden, weil wir selbst nicht wissen, was das Beste für uns ist. Und ja, das kann auch so etwas betreffen wie dein Mittagessen im Restaurant. Wie oft hast du schon gedacht, dass du lieber das Gleiche nimmst? Wenn dir Entscheidungen schwerfallen, solltest du dich mehr mit deinem Solarplexus beschäftigen, dein Chakra in der Körpermitte, denn dieses könnte blockiert sein. Indem du mehr fühlst, was du möchtest, z. B. durch diese Übung, kannst du dein Solarplexus/Nabelchakra unterstützen. Nimm dein Leben in die Hand, sieh jede Entscheidung, die du treffen darfst, als ein Geschenk an. Denn es gibt zu viele Menschen auf der Welt, die davon träumen, selbstbestimmt leben zu dürfen. Anstatt genervt zu sein, wieder eine Entscheidung treffen zu müssen, denke dir: „Ich bin dankbar, dass ich die

Möglichkeit habe, dieses jetzt entscheiden zu dürfen" (ja, auch bei vermeintlichen Kleinigkeiten).
Wenn du selbstbestimmt lebst und deinem Herzen folgst, dann fließt die Energie frei durch deinen Körper, das unterstützt deine Selbstheilungskräfte.
Nun hast du ein super Tool, um mehr auf dein Herz zu hören, aber: DEIN VERSTAND IST NICHT DEIN FEIND. Unser Verstand ist oft sehr hilfreich und möchte nur das Beste für uns, aber leider bedeutet das auch, uns oft in der Komfortzone zu behalten. Dies ist jedoch nicht hilfreich, wenn du wachsen willst und mehr willst als das, was du schon kennst. Herz und Kopf sollten in Balance sein, zusammenarbeiten und nicht gegeneinander kämpfen. Wenn Kopf und Herz nicht im Einklang sind, dann kostet dich das unglaublich viel Energie. Es ist ein ständiger innerer Kampf darum, was wohl das Beste für dich ist. Diese verlorene Energie kannst du aber ganz sicher in anderen Bereichen gut gebrauchen. Wir leben in einer Zeit, in der unsere Energie extrem schnell für eigentlich unnötige Dinge verbraucht wird. In diesem Buch werde ich dir noch einige andere aufzeigen. Wenn du diese Tools dann umsetzt, wirst du merken, wie viel mehr Energie du dann hast. Um Herz und Kopf/Verstand zu harmonisieren, habe ich dir eine Meditation aufgenommen. Nimm dir hierfür Zeit, zünde dir eine Kerze an, vielleicht auch ein Räucherstäbchen und mach es dir bequem. Scanne gerne diesen QR Code ein und genieße die Zusammenführung von Herz und Kopf.

SCAN ME

Medialität & Die geistige Welt

Warum sollten wir mit der geistigen Welt mehr arbeiten und in Kontakt treten? Ganz einfach, die geistige Welt hilft und unterstützt uns jederzeit, ein Leben lang. Warum sollten wir das dann nicht bewusst annehmen und damit arbeiten? Ich finde das auch sehr schön und respektvoll, der geistigen Welt mehr Aufmerksamkeit zu schenken und sie bewusster wahrzunehmen. Abgesehen davon, dass deine Spirits dann eine Party feiern, wenn du mehr mit ihnen arbeiten möchtest.

Die Spirits sind Ego frei, ihnen ist es nicht wichtig, dass du weißt, wer gerade hilft. Sie wollen dich einfach bedingungslos unterstützen und verlangen nichts als Gegenleistung. Aber es ist einfach schön, wenn wir bewusst mit ihnen arbeiten und sie spüren. Also, wie kannst du mit der geistigen Welt deine Selbstheilungskräfte aktivieren? Achtung mindblowing: Du bittest einfach darum :)

Kannst du das annehmen oder wird dein Verstand jetzt dagegen argumentieren? Die geistige Welt akzeptiert deinen freien Willen und greift nicht einfach in dein Leben ein. Dafür musst du schon deine Erlaubnis geben, bzw. danach fragen. Du musst dafür weder ein Ritual machen noch sonst etwas Besonderes tun, du darfst einfach fragen. Frage Spirits, mit denen du vertraut bist oder die sich für dich stimmig anfühlen, ganz egal ob das Gott/Göttin, Schutzengel, Buddha, Krafttiere, Geistführer, deine Ahnen oder Einhörner (ja, für mich existieren auch diese) sind.

Du könntest sie zum Beispiel so ansprechen: „Lieber Schutzengel, ich bitte dich, beschütze mich und meine Energie heute auf dem Konzert“, „Lieber Schutzengel, bitte reinige mich heute im Schlaf, von allen

Fremdenergien und negativen Energien", „Lieber Geistführer, hilf mir dabei, meine energetischen Blockaden zu lösen und schicke mir Heilenergie", „Lieber Gott, bitte schicke mir Heilenergie und aktiviere meine Selbstheilungskräfte."

Natürlich kannst du deine Spirits auch immer bitten, dich in bestimmten Situationen zu schützen oder zu unterstützen. Falls du ein Vorstellungsgespräch hast oder ein klärendes Gespräch mit deinem/deiner Partner:in, kannst du z. B. sagen: „Bitte lieber Geistführer, gib mir den nötigen Mut und Klarheit, um dieses Gespräch zu meinem besten Wohle zu meistern." Halte dann immer kurz inne, um die Verbindung zu spüren, und vergiss bitte nicht, dich für die Hilfe zu bedanken. Gerne kannst du hin und wieder den Spirits als Dankeschön etwas als Gabe hinterlassen, z. B.: frische Blumen, ein Räucherstäbchen anzünden, eine Tasse Kakao oder was auch immer sich für dich stimmig anfühlt. Und falls du denkst, was die Spirits mit den Gaben anfangen können: Sie können die Energie aufnehmen und freuen sich sehr über deine Wertschätzung. Wichtig dabei ist, die Gaben nicht einfach hinzustellen, sondern auch zu sagen oder zu denken, für WEN die Gaben sind. Dann erst nehmen sie sich die Energie heraus. Du kannst z. B. danken: „Danke, lieber Schutzengel für deinen Schutz und deine Führung, dieses Räucherstäbchen ist für dich als Dankeschön", oder: „Danke lieber Geistführer, dass du mir bei meinem Vorstellungsgespräch geholfen hast, nimm dir gerne die Energie aus diesem Kakao, dieser ist für dich." Und spüre auch hier, wie sich das anfühlt. Meist zeigen die Spirits dann ihre Dankbarkeit, indem sie dir ein wohliges Gefühl vermitteln. Es kann sein, dass du beim Aussprechen einen tiefen Atemzug nimmst und ganz entspannt wirst oder ganz ruhig oder dich beseelt fühlst. Ja, so können sie ebenfalls mit dir kommunizieren. Im letzten Kapitel „Heilkräfte Tool Box" findest du Übungen, wie du Übernatürliches besser wahrnehmen kannst, schau dort gerne.

Ich habe eine Meditation für dich aufgenommen, um dein geistiges Team zu spüren und Heilenergie zu empfangen. Nimm dir hierfür Zeit und genieße diese liebevolle Energie.

SCAN ME

WIR WOLLEN ES SCHWER HABEN

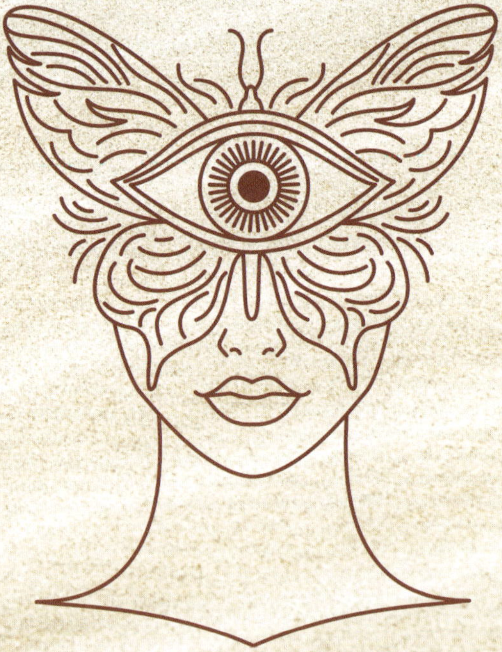

Vieles, was ich hier schreibe, und die Tools, die ich dir hier zeige, sind eigentlich ganz einfach. Und ja, es kann und darf leicht sein. Das Problem dabei ist eher, dass, wenn etwas leicht ist, wir es nicht annehmen oder glauben wollen. Meistens springt der Verstand an mit: „So einfach kann das doch nicht sein." Und das Verrückte ist, dass es eher angenommen wird, wenn ich herausfordernde Aufgaben teile und Dinge komplizierter mache, als sie eigentlich sind. Wenn ich sage, schlafe regelmäßig mindestens 7-8 Stunden und es wird dir besser gehen, was macht das mit dir? Kannst du das leicht annehmen und umsetzen? Oder bist du eher motiviert, Dinge umzusetzen, die mehr To Dos beinhalten? Wenn ich dir zum Beispiel Rituale und Übungen, die du täglich für einen gewissen Zeitraum umsetzen darfst, nenne, hast du dann eher das Gefühl, dass du etwas dafür tust? Weißt du, warum das so ist? In uns stecken einige Glaubenssätze wie: „Ich muss hart arbeiten", „Kein Fleiß, kein Preis", „Es kann nicht so einfach sein, da gibt es einen Haken."

Doch ES DARF LEICHT SEIN! Nur wir selbst stehen uns im Weg. Wir dürfen die Überzeugung ablegen, dass es immer harte Arbeit sein muss, bis wir uns gut fühlen oder bis wir gesünder sind oder bis wir dies und das erreichen. Denn wenn wir immer nur kämpfen und Dinge schwieriger machen als eigentlich nötig, ist das für unsere Selbstheilungskräfte nicht förderlich. Beschäftige dich gern mehr mit deinen Glaubenssätzen, hierzu gibt es viele tolle Bücher. Entlarve deine Glaubenssätze, lösche sie, bzw. transformiere sie zu etwas Positivem.

Und jetzt: Gib dir selbst die ERLAUBNIS! Die Erlaubnis, dass Dinge leicht sein dürfen. Und es ist ein Unterschied, das zu verstehen und es wirklich zu fühlen und zu verkörpern. Ich habe lange Zeit gedacht, dass ich irgendwie Hemmungen habe, glücklich zu sein. Dann fragte mich eine Freundin: „Erlaubst du dir glücklich zu sein?", und meine erste

Reaktion war: „Ja natürlich!!!“ Doch warum hatte ich dann Tränen in den Augen und diese Frage ging mir nicht aus dem Kopf? In einigen Meditationen fühlte ich immer wieder hinein und stellte erschrocken fest, dass ich es mir nicht erlaubte. Innerlich spürte ich, dass ich das Gefühl hatte, es nicht verdient zu haben. Also spüre auch du gerne hier genau in dieses Gefühl. Gibt es etwas, was du dir nicht erlaubst? Erlaubst du dir, dass dir alles voller Leichtigkeit zu-fällt oder glaubst du, immer für etwas kämpfen zu müssen? Erlaubst du dir aus tiefstem Herzen zu lieben oder hältst du dich zurück, aus Angst, verletzt zu werden? Erlaubst du dir glücklich zu sein oder hast du Angst, glücklich zu sein, weil es dir dann weggenommen werden kann? Erlaubst du dir, deine Lebensfreude zu spüren und zu leben oder hemmst du sie unbewusst, weil du Angst hast, dass dir jemand diese Freude kaputt machen könnte? Tatsächlich erlebe ich Letzteres oft bei Klient:innen. Viele erlauben sich nicht, Lebensfreude aufs Vollste zu leben, denn sie haben zu oft schon erlebt, dass jemand aus dem engsten Umfeld diese Freude zunichtemacht. Beispiele: Als Kind sprühte man vor Lebensfreude und erfreute sich an Kleinigkeiten, vielleicht hat man viel gelacht und wollte voller Freude den Eltern etwas erzählen. Die Eltern sind vielleicht gestresst von der Arbeit gewesen und wollten Ruhe und sagten vielleicht: „Pssst, bitte leiser sein. Mami und Papi sind müde, geh doch aufs Zimmer spielen.“ Die Wahrheit ist, dass sich Eltern durch die Freude der Kinder und auch die Lautstärke getriggert fühlen. Das passiert natürlich nicht bewusst, aber Eltern fühlen sich oft getriggert, denn sie selbst haben diese Lebensfreude und dieses Ausgelassene verloren oder unterdrücken dies. Wenn Kinder immer wieder abgewiesen werden, lernen sie, dass diese Freude nicht gut ist. Ein anderes Beispiel: Du freust dich und in deinem Leben läuft zurzeit alles super. Du triffst eine Freundin und möchtest dein Glück und deine Freude teilen. Diese Freundin ist seit Langem gar nicht glücklich und macht alles schlecht, was du sagst. Zu allem sagt sie etwas Negatives, sodass du dich selbst nicht mehr gut fühlst. Menschen, die selbst nicht glücklich sind, erfreuen sich oft am Unglück anderer. Sie fühlen sich nicht mehr so allein, wenn es jemandem auch schlecht geht. Natürlich reagieren nicht alle Menschen, die unglücklich sind, so, aber du kennst vielleicht die ein oder andere Person aus deinem Umfeld, die sich immer wieder so äußert. Und wenn diese Personen aus deinem näheren Umfeld kommen und du sowas öfter erlebt hast, verlierst du zum Einen das Bedürfnis, deine Freude zu teilen, und zum Anderen zeigst du deine (Lebens-)Freude nicht mehr, denn sie könnte dir ja vermiest werden. Oder du möchtest nicht mit deiner Lebensfreude angeben. Lasst uns mehr Freude teilen! Und falls du auf einen Miesepeter triffst, dann entlarve ihn. Frage direkt: „Warum triggert dich es, wenn ich glücklich bin?“ Und schau, wie die Person sich verhält und was sie antwortet. Lass dir bitte deine Freude nicht nehmen. Lebensfreude ist Lebensenergie!

Ablenkung

Viele Menschen haben Angst, sich näher mit sich selbst zu beschäftigen. Puh, die Gefahr besteht, die Büchse der Pandora zu öffnen. Also: Schööön ablenken. Netflix, Instagram, TikTok oder mit Freund:innen treffen? Nur du alleine hast die Verantwortung für dein Leben, also hör auf, Zeit zu verschwenden, die du nie wieder zurückbekommst. Gerade bei Instagram und TikTok scrollst du quasi deine Lebenszeit weg. Wertvolle Zeit, einfach weg …

Mal abgesehen davon, dass Blaulicht deine Energie ebenfalls stört und du meist durch das sinnlose Scrollen nicht sonderlich viel für dein Leben mitnimmst. Natürlich sollen wir nun nicht alle unser Smartphone wegschmeißen und auf eine einsame Insel ziehen. Der soziale Austausch kann auch inspirierend und wichtig sein. Aber wir nutzen es viel zu oft und auch eher zur Ablenkung, statt für Qualität.

Also: Wenn du das nächste Mal einen Serienmarathon startest oder stundenlang scrollst, frage dich: „Ist das gerade in irgendeiner Weise förderlich für mein Leben? Nutzt es mir? Lerne ich was dabei? Hilft es mir?“ Wenn nicht, sag dir selbst STOPP. Höre dann sofort auf. Wenn wir stundenlang in einen Bildschirm schauen und uns nicht bewegen, stockt unsere Energie und unsere Lebensenergie kann nicht frei fließen. Wie gesagt, in Maßen ist alles ok und darf auch dazugehören.

Sucht nach Schmerz

Manchmal stehen wir uns selbst im Weg, weil wir gerne leiden. Ja, harte Aussage, ich weiß. Durch ein Gefühl der Orientierungslosigkeit entfernten wir uns mehr und mehr von uns selbst und der göttlichen Essenz. Um diese Leere zu füllen und überhaupt etwas zu fühlen, entscheiden sich viele dafür, wenigstens Schmerz oder Leid zu spüren. Das führt oft dazu, dass wir uns in Situationen begeben, die ein gewisses Drama mit sich bringen. Toxische Beziehungen zum Beispiel, denn hier ist Drama vorprogrammiert. Wenn du einen Hang zu Drama hast, dann macht es auf jeden Fall Sinn, die Kindheit zu reflektieren. Ich kann hier natürlich nicht in die Tiefe gehen, aber möchte dir an diesem Punkt ein paar Impulse geben. Warum wir ebenfalls Drama brauchen oder immer wieder in solchen Situationen landen, ist, weil uns dieses Gefühl bekannt vorkommt. Wenn unsere Kindheit geprägt war von Streit und emotionalem Stress, neigen wir später dazu, uns genau das in unser Leben zu ziehen. Denn schließlich sind dies bekannte Gefühle und diese sind uns lieber als etwas ganz Neues. Beispiel: Wenn sich deine Eltern immer gestritten haben und nie liebevoll zueinander waren, kann es durchaus sein, dass auch du dir später Partner:innen suchst, mit denen es krachen könnte und Drama gibt. Wenn dein:e Partner:in dir dagegen ganz viel Liebe gibt und viel Nähe zu dir sucht, könnte dich das total überfordern und evtl. spürst du, flüchten zu müssen. Das ist nicht immer so, denn nicht alle streitenden Eltern traumatisieren ihr Kind. Kurz gesagt: Meistens suchen wir das, was wir bereits kennen, das gibt uns ein Gefühl von „Zuhause sein“, auch wenn es etwas ist, was uns gar nicht gut tut. Falls du dich angesprochen fühlst, darfst du für dich reflektieren, und im besten Fall holst du dir professionelle Hilfe bei einer/m Psycholog:in und einer/m schamanischen Heiler:in oder Energiemediziner:in. Ich empfehle beides, da Psychologie uns helfen kann, Dinge zu verstehen und zu verarbeiten. Energetische Heilung kann uns dabei helfen, die Dinge auf energetischer Ebene zu lösen und dein System zu neutralisieren und ggf. umzuprogrammieren. Ich finde, beides kann sehr gut Hand in Hand arbeiten.

Glaubenssätze

Glaubenssätze sind ein sehr umfangreiches Thema, welches ein ganzes Buch füllen könnte. Deshalb kann ich nicht sehr ausführlich darauf eingehen. Jedoch merke ich immer wieder, dass sowohl in meinen Sitzungen als auch in meinen Ausbildungsgruppen Glaubenssätze ein großes Thema sind. Denn negative Glaubenssätze können auch unser spirituelles Wachstum und unsere medialen Fähigkeiten behindern. Es gibt viele Wege, um Glaubenssätze zu entlarven, von schriftlicher Reflexion bis hin zu Meditation und speziellen Tests. Die wichtigste Voraussetzung ist, offen und ehrlich mit dir selbst zu sein und die Bereitschaft zu haben, tief in deine Gedanken und Überzeugungen einzutauchen. Sobald du diese Glaubenssätze erkennst, kannst du beginnen, sie zu hinterfragen und zu transformieren, sodass du ein Leben in mehr Freiheit, Klarheit und Selbstermächtigung führen kannst.

Ich möchte dir eine Methode zeigen, die ursprünglich aus dem Bereich der Problemlösung stammt, aber auch sehr hilfreich ist, um tieferliegende Glaubenssätze aufzudecken. Bereit?

- Beginne mit einer Aussage oder einem Glaubenssatz, den du über dich selbst oder das Leben hast, z. B.: „Ich bin nicht gut genug."
- Frage dann: „Warum bin ich nicht gut genug?"
- Antworte ehrlich und frage dann immer wieder: „Warum?" auf jede Antwort, die du gibst. Wiederhole dies fünfmal (oder mehr), bis du den tiefsten Glaubenssatz entlarvst, der sich hinter der anfänglichen Antwort verbirgt.
- Beispiel: „Ich bin nicht gut genug."
  → „**Warum** glaube ich das?"
  → „Weil ich nie die Anerkennung bekommen habe, die ich verdient habe."
  → „**Warum** habe ich nie Anerkennung bekommen?"
  → „Weil meine Eltern mir nie gesagt haben, dass sie stolz auf mich sind."
  → „**Warum** haben sie das nie gesagt?"
  → „Weil sie ihre Liebe und Anerkennung nie in Worten ausdrücken konnten."

Dieses Vorgehen zeigt dir, wodurch der Glaubenssatz entstanden ist und wie er sich über die Zeit verstärken konnte. So kannst du mit allen Glaubenssätzen vorgehen, um ihre Ursache herauszufinden.

Ich möchte dir ein schamanisches Ritual zeigen, mit dem du negative Glaubenssätze transformieren kannst. Mache dieses Ritual, wenn du Zeit für dich hast, und nicht unter Stress.

Vorbereitung:

- Finde einen ruhigen Platz und nimm dir Zeit für dich. Du kannst diesen Raum mit Räucherwerk (z.B. Salbei oder Palo Santo) reinigen.
- Setze eine klare Absicht, was du transformieren möchtest. Schreibe deinen negativen Glaubenssatz auf ein Blatt Papier (z.B.: „Ich bin nicht gut genug", oder: „Ich verdiene kein Glück").
- Du kannst dann selbst trommeln, eine Klangschale oder eine Rassel benutzen, um den energetischen Raum zu unterstützen. Oder du machst dir Musik mit diesen Instrumenten an.
- Zünde gerne eine Kerze an.

Start:

- Setze dich bequem hin und atme tief ein und aus. Schließe deine Augen und entspanne deinen Körper.
- Beginne, dich auf dein Herz zu konzentrieren. Spüre den Raum in deinem Inneren, wo du dich sicher und geschützt fühlst. Visualisiere einen lichtvollen Raum, in dem du dich mit deiner eigenen Essenz verbinden kannst.

Einladung der Geistigen Helfer:

- Rufe deine spirituellen Helfer an – z. B. Ahnen, Tiere, Krafttiere, Naturgeister oder Engel. Du kannst ihnen ein kurzes Gebet widmen oder sie um etwas bitten, z. B.: „Ich bitte um Hilfe, die negativen Glaubenssätze zu erkennen und zu transformieren, die mich blockieren."
- Stelle dir vor, wie die geistigen Helfer um dich herum erscheinen und dich in ihrem Schutz einhüllen.

Erkenntnisse

- Halte den negativen Glaubenssatz in deinen Händen (das Blatt Papier) und spüre die Emotionen, die damit verbunden sind. Nimm dir einen Moment Zeit, um dich mit dieser Überzeugung zu verbinden.
- Stelle dir vor, dass dieser Glaubenssatz wie ein Schatten in deinem Inneren lebt. Du kannst ihn als eine Figur, ein Bild oder eine bestimmte Energie wahrnehmen. Sieh dir diesen Schatten an und spüre, wie er sich anfühlt. Welche Emotionen kommen hoch? Welche Erfahrungen haben diesen Glaubenssatz erschaffen?

Loslassen

- Nimm nun das Blatt Papier und halte es über das Feuer (oder die Kerze). Wenn du das Papier anzündest oder einfach in die Nähe des Feuers hältst, stelle dir vor, wie dieser negative Glaubenssatz in Rauch und Asche zerfällt. Der Glaube, der dich begrenzt, wird nun transformiert.

- Wenn du das Gefühl hast, dass die Asche sich in Luft auflöst, visualisiere, wie der Glaubenssatz sich vollständig auflöst und du von dieser Belastung befreit wirst. Du kannst dir vorstellen, wie sich das Feuer in einen heilenden, reinigenden Lichtstrahl verwandelt, der den Raum erfüllt.

Erschaffen eines neuen Glaubenssatzes

- Nimm dir nun einen Moment, um in deine tiefste Wahrheit einzutauchen. Was möchtest du stattdessen glauben? Welche neue, positive Überzeugung möchtest du in deinem Leben manifestieren? Es kann eine neue Affirmation sein, beispielsweise: „Ich bin genug", oder: „Ich verdiene Liebe und Erfolg."
- Visualisiere diese neue Wahrheit als leuchtendes Licht, das in deinem Herzen strahlt. Stell dir vor, wie dieses Licht immer stärker wird und sich in deinem gesamten Körper und Energiefeld ausbreitet.
- Du kannst auch ein kleines Symbol (z. B. ein Kristall, ein Amulett oder einen Stein) verwenden, um diese neue Wahrheit zu verankern. Halte es in deinen Händen und spüre die Energie des neuen Glaubens, wie sie durch dich fließt.

Abschluss

- Bedanke dich bei den geistigen Helfern für ihre Unterstützung und die Transformation.
- Visualisiere ein schützendes Licht, das dich umhüllt, um die neue positive Energie zu bewahren. Spüre, wie du in dieser geschützten und ermächtigten Form weitergehst.

- Verabschiede dich von der Zeremonie und komme langsam in deinen Alltag zurück, während du die positive Energie mitnimmst.

Nach dem Ritual:
Es ist wichtig, dass du die neue Wahrheit und die positiven Glaubenssätze in dein Leben integrierst. Wiederhole deshalb deine neue Affirmation täglich. Du kannst sie in deinem Tagebuch aufschreiben oder dir eine Erinnerung (z. B. ein Kristall oder ein Symbol) auf deinem Altar oder an einem anderen Ort platzieren, den du täglich siehst. Post-it am Badezimmerschrank ist auch immer gut.

Beobachte die Zeit nach dem Ritual: Welche Veränderungen gab es in deinem Leben und in deinen Gedanken? Beobachte, wie sich deine Perspektive verändert und wie du neue, stärkende Glaubenssätze in deinem Leben verwirklichst.

Schamanische Rituale wirken, weil sie tief im Unterbewusstsein und auf energetischer Ebene arbeiten. Indem du den negativen Glaubenssatz symbolisch „verbrennst", gibst du ihm keine Macht mehr und öffnest gleichzeitig Raum für eine neue, befreiende Überzeugung. Das Feuer steht dabei als Transformationssymbol für Veränderung und Erneuerung. Die geistigen Helfer unterstützen dich, indem sie dich in deinem inneren Heilungsprozess führen und dir helfen, eine neue, stärkende Realität zu erschaffen. Dieses Ritual kann dir helfen, negative Glaubenssätze zu transformieren, die dich in deiner persönlichen und spirituellen Entwicklung behindern. Es ist ein kraftvoller Weg, um alte Wunden zu heilen und dich für die Fülle deines wahren Potentials zu öffnen. Glaube an dich und daran, dass es möglich ist!

STILLE UND MEDITATION

Heilung durch Stille

Heilung durch Stille? Wie soll das gehen? Wenn wir es schaffen, wirklich in die Stille zu gehen und unser Gedankenkarussell für einige Minuten zu unterbrechen, können wir relativ schnell unsere energetischen Akkus aufladen. Wir Menschen denken eigentlich ununterbrochen, selbst wenn wir denken, wir denken nicht, denken wir. Dieses ständige Denken zieht uns Energie, vor allem, wenn die Gedanken unnötig sind oder uns nicht weiterbringen: Wenn wir darüber nachdenken, was in der Vergangenheit schiefgelaufen ist oder gegen jemanden einen Groll hegen; wenn wir uns in Gedanken immer wieder über den nervigen Nachbarn aufregen und was er gesagt hat; oder zum fünften Mal die Einkaufliste durchgehen, obwohl wir sie doch aufgeschrieben haben. Wir sind mit unseren Gedanken meist in der Zukunft oder in der Vergangenheit, aber fast nie im Hier und Jetzt. Und das zieht Energie! Mal abgesehen davon, dass du die Vergangenheit nicht mehr ändern kannst und die Zukunft zwar planen kannst, aber am Ende nicht wissen kannst, ob alles so kommen wird. Die Vergangenheit ist nicht veränderbar und die Zukunft nur bedingt planbar, alles, was wir haben, ist das JETZT.

Zwei Minuten komplette Stille (ohne jegliche Gedanken) ist wie ein all inclusive Urlaub für deine Seele, denn jeder Gedanke, den du denkst, fordert Energie. Stille – endlich Ruhe, endlich kann dein Energiesystem mal aufladen, ohne durch Gedanken immer wieder beschäftigt zu sein. Vielleicht weißt du ja, wie schwer es ist, diese Stille zu halten. Vielleicht hast du schon versucht zu meditieren oder tust es regelmäßig und weißt, dass es nicht ganz so leicht ist. Was kannst du nun tun, um die Stille zu trainieren und unnötige, energieraubende Gedanken zu stoppen?

Übung „STOPP“

Beobachte immer wieder deine Gedanken, egal ob beim Autofahren, Meditieren, Einkaufen, Spazieren oder beim Essen. Sobald der Gedanke dir nicht dienlich ist oder dir irgendwie weiterhilft, sage entweder laut oder in Gedanken „STOPP“ und unterbreche diesen. Das bedeutet, du stoppst den Gedanken und denkst ihn nicht zu Ende. Das kann am Anfang etwas anstrengend sein, aber so realisierst du ziemlich schnell, wie viele Gedanken und Szenarien in deinem Kopf herumschwirren, die dich nicht weiterbringen. Diese Gedanken kosten dich Energie, die du in anderen Bereichen bestimmt mehr gebrauchen kannst.

TO DO:
Beobachte mehrmals täglich deine Gedanken und sage dir innerlich oder auch laut „STOPP“, wenn diese nicht hilfreich sind. Mache das für mindestens zwei Wochen und schreibe dir gern täglich kurz auf, woran du am meisten denkst und was deine Erkenntnisse sind. Beobachte, wie dein Energielevel nach zwei Wochen ist. Hat sich etwas verändert? Diese Übung ist auch ein super Training für das Meditieren, egal, ob du damit starten willst oder bereits meditierst. So lernst du, die Stille länger zu halten.

Warum fällt es so vielen schwer, einfach die Stille zu genießen? Zum einen wird in der Stille das Ego sehr laut, das uns das Genießen sehr schwer macht. Warum das so ist, findest du weiter hinten, wo es um das Ego geht. Auch bedeutet Stille für viele Stillstand, denn die meisten sind darauf konditioniert, permanent etwas zu tun und zu leisten. Wenn Stille etwas ist, was wir so nicht kennen, ist es natürlich ungewohnt. Und mit dieser Stille meine ich nicht, mal auf der Couch zu chillen, sondern sich bewusst in die Stille zu begeben und in die Innenwelt einzutauchen, also mit sich selbst allein und in Stille zu sein.

Ego

Das Ego ist ein sehr tiefgehendes Thema. Ich versuche es aber so kompakt wie möglich zu halten. Du hast bestimmt schon einiges vom Ego gehört, vielleicht kennst du auch das spirituelle Ego. Allgemein wird das Ego als das „Ich-Bewusstsein“ bezeichnet, das die individuelle Identität und das Gefühl der Trennung von anderen Menschen und der Welt insgesamt vermittelt. Da ich keine Psychologin bin, möchte ich nicht zu tief auf das psychologische, sondern eher auf das Ego im spirituellen Sinne eingehen.

Aus spiritueller Sicht wird das Ego oft als das begrenzte Selbst, das von äußeren Umständen, Erfahrungen, Rollen, Meinungen und Vergleichen geprägt ist, verstanden. In vielen spirituellen Lehren, z.B. im Hinduismus, Buddhismus oder in westlichen esoterischen Traditionen, wird das Ego als eine falsche Identität angesehen, die auf Illusionen basiert. Es ist nicht das wahre Selbst, sondern ein Produkt des Verstandes, das sich durch persönliche Erfahrungen, Gedanken und Wünsche formt. Wenn wir quasi alle Masken, Rollen in unserem Leben ablegen, wer sind wir dann? Welche Rollen spielst du in deinem Leben? In welchem Umfeld oder welchen Situationen ertappst du dich vielleicht dabei, dass du nicht authentisch bist und eher eine Maske trägst? Das ist ganz normal, so werden wir schließlich auch erzogen, um in gewisse Rollen zu passen. Das Ego schafft ein „Ich“ und ein „Du“, was zu Konflikten, Gier, Angst und anderen negativen Emotionen führen kann. Aus einer höheren Perspektive wird das Ego als der Ursprung vieler Leiden angesehen, weil es uns von der Einheit mit allem, was ist, trennt. Das Ego aus spiritueller Sicht ist eine Art Filter, durch den wir die Welt sehen und uns selbst definieren. Im besten Fall werden wir uns dieser Illusion bewusst, erkennen unser Ego und verbinden uns wieder mit unserem wahren Selbst, unserem Hohen Selbst oder auch dem göttlichen Bewusstsein.

Das Ego wird oft als etwas Negatives dargestellt, aber ist das Ego wirklich so schlecht? Ich persönlich finde, es ist etwas sehr Wertvolles und hat seine Daseinsberechtigung. Das Ego ist nicht unser Feind, es möchte uns lediglich beschützen, was seine Vor- und Nachteile hat. Die Vorteile sind, dass das Ego uns in Situationen, die sehr schwer oder auch traumatisch für uns sind, beschützt. Vielleicht kannst du dich an eine gewisse Zeitspanne in deinem Leben nicht erinnern, z. B. an Zeiten aus deiner Kindheit, in denen du Traumatisches erlebt hast. Das Ego sorgt dafür, dass du dein Leben weiterleben kannst. Das ist ziemlich cool und ermöglicht auch das Überleben, jedoch versucht es dann auch, jegliche ähnliche Situationen in deinem Leben zu vermeiden. Dein Ego versucht, dich in deiner Komfortzone zu halten, denn das, was du bereits kennst, scheint sicher zu sein oder zumindest kontrollierbar. Sobald du aus deiner Komfortzone möchtest, rebelliert das Ego, um dich in Sicherheit zu wissen. Diese Strategie war sinnvoll und gut, als du dich vielleicht in Gefahr befandest, aber später hält dich das Ego leider auch oft davon ab, zu wachsen, neue Dinge zu erleben und vielleicht sogar deinem Seelenplan zu folgen.

Ich höre und lese oft, dass das Ego bekämpft werden soll, aber ich persönlich mag weder den Begriff „kämpfen“ noch die Art und Weise. Denn warum sollten wir das Ego, welches uns beschützen will, bekämpfen, als wäre es unser Feind? Das Ego macht sich vor allem beim Meditieren oft bemerkbar, und zwar gerade am Anfang. Falls du noch nie meditiert hast oder es versucht hast und es einfach nicht klappen möchte, könnte dein Ego daran schuld sein. Denn durch Meditation lernst du dich ganz neu kennen, entwickelst dich persönlich und spirituell, das wirkt für dein Ego bedrohlich. Wenn du in die Stille gehst, Dinge erkennst, über dich hinauswächst, dann verliert das Ego die Kontrolle, das findet es natürlich nicht gut. Also falls du beim Meditieren einschläfst, Rückenschmerzen, Kopfschmerzen und ganz viele

Hummeln im Hintern hast, könnte dies der Verdienst deines Egos sein. Hier möchte ich dir zwei Übungen mitgeben, wie du mit deinem Ego kommunizieren und es „leiser stellen“ kannst.

Übung 1:
Das ist die nette Variante und die ich persönlich lieber mag. Wenn du dich zum Meditieren hinsetzt, sprich kurz mit deinem Ego. Du kannst z. B. folgende Worte sagen: „Liebes Ego, danke, dass es dich gibt. Ich weiß es zu schätzen, dass du mich beschützen willst. Jetzt bitte ich dich jedoch für eine Stunde inaktiv zu werden. Keine Sorge, du darfst in einer Stunde wieder zurückkehren, ich möchte dich nicht loswerden. Aber nun bitte ich für eine Stunde um Ruhe.“ Im Grunde ist es egal, wie du es formulierst, mache es gern auf deine Art und Weise. Mit diesen Sätzen sorgen wir dafür, dass das Ego keine Panik bekommt, dass wir es loswerden wollen. Sobald du diese Sätze sprichst, solltest du mehr Ruhe fühlen.

Übung 2:
Sage „Ego, STOP!“ Ganz kurz und knapp. Du übernimmst die Führung und das Steuer in deinem Leben und machst es deinem Ego klar. Aber probiere gerne erstmal beide Übungen aus und entscheide dann, welche Übung besser bei dir funktioniert. Es kann nämlich sein, dass dein Ego nur die nette Variante akzeptiert oder eben nur die radikale. Manche gehen einen Schritt weiter und sind sehr hart mit dem Ego und sagen: „Halt jetzt die Klappe!“ Das ist bei jedem anders. Probiere gerne beides aus und wenn du deine Variante gefunden hast, nutze diese auch öfter. Vor dem Meditieren oder auch in Situationen, in denen du merkst, dass dein Ego gerade sehr laut ist. Das kann auch passieren, wenn du ein spirituelles Buch liest oder einen Kurs zur

Persönlichkeitsentwicklung machst. Typische Symptome hier sind z.B. Müdigkeit, ständiges Gähnen, du musst einen Satz zehn Mal lesen, weil du deinen Fokus nicht halten kannst und deine Gedanken immer wieder abschweifen. Hier kann ein Talk mit dem Ego helfen, aber auch Erdung kann beim Fokus unterstützen (siehe Tool Box am Ende des Buches).

Übung 3:
Schließe deine Augen und frage dich: „Wie sieht mein Ego heute aus?“ Vielleicht zeigt sich dein Ego als eine Farbe, eine dunkle Wolke, als Schuh, als Auge oder Eule :)
Es kann sich auch als Mensch, Fabel- oder Mischwesen zeigen, also nicht wundern, es kann wirklich alles sein! Es ist auch nicht wichtig, das zu interpretieren, lasse dir einfach dein Ego zeigen. Stelle dir dann vor, wie du dein Ego (in welcher Form auch immer es sich zeigt) in eine Box oder Truhe packst. Wenn du möchtest, kannst du es gut verschließen. Packe nun diese Box oder Truhe in einen Schrank oder stell dir vor, wie du es in der Erde vergräbst und für die Zeit der Meditation an Mutter Erde abgibst. Dein Ego kann sich auch täglich verändern und anders zeigen, es kann aber auch immer gleichbleiben. Schau einfach, wie sich das bei dir entwickelt.

Wenn du alle drei Übungen probiert hast, wirst du wahrscheinlich schnell feststellen, welche bei dir am besten funktioniert.

Warum Meditation vielfältig sein kann

Meditation kann die Selbstheilungskräfte aktivieren und zur Heilung positiv beitragen. Doch oft denken Menschen bei Meditation daran, komplett ruhig dazusitzen und nichts zu denken, was wiederum einige abschreckt. Komplette Stille kann auf jeden Fall eine Art von Meditation sein, jedoch ist Meditation so viel mehr. Für mich persönlich ist Meditation ein Flow-Zustand. Ein Zustand von absolutem Im-Moment-sein, Präsent-sein, Achtsam-sein und dabei die Zeit zu vergessen. Deshalb sage ich auch allen Klient:innen, die nicht lange stillsitzen und meditieren können, dass sie es dann auch nicht tun sollen. Dann rate ich ihnen zu anderen Tools, womit sie einen meditativen Zustand erreichen können, zum Beispiel Singen, Summen, Tanzen, eine Gehmeditation, Schreiben/Journaln, Malen, Joggen. Finde für dich heraus, bei welcher Tätigkeit du alles um dich vergessen kannst. Worin kannst du dich verlieren? Und dann mache diese Tätigkeit öfter und baue sie in deinen Alltag ein.

Singen oder Chanten kann uns ebenfalls in einen Zustand der Trance bringen, ebenso wie wir uns in Ekstase tanzen können. Beim Tanzen überlässt du deinem Körper die Kontrolle und bewegst dich so, wie du es fühlst, so wie es aus deinem Innersten gesteuert wird. Du siehst, Meditation heißt nicht nur, in der Stille sitzen. Es gibt auch viele schöne Gehmeditationen auf Spotify oder Youtube, die du dir beim nächsten Spaziergang anhören kannst. Finde deine Art des Meditierens, finde deinen Flow-Zustand.

Antworten in uns

Meditation

Alle Antworten sind bereits in dir! Vielleicht hast du diesen Satz schon öfter gehört? Gerade wenn es um das Thema „Heilung“ geht, weiß keiner so gut, was dir fehlt wie du selbst. Du weißt am besten, was du brauchst und was los ist. Aber wie kommst du an diese Infos? Hier gibt es verschiedene Tools. Natürlich eignet sich Meditation dazu, und je verbundener du mit dir bist, desto leichter werden die Antworten zu dir kommen. Du kannst für deine Meditation auch eine Intention setzen, z. B.: „Ich möchte erfahren, was mein Körper gerade braucht“, oder: „Was blockiert mich gerade?“, oder: „Was möchte mir meine Seele gerade sagen?“ Die Antworten können auf unterschiedliche Art und Weise zu dir kommen. Vielleicht siehst du Bilder, Farben oder weißt Dinge plötzlich, ähnlich wie ein Geistesblitz. Vielleicht ist es, als würde innerlich jemand mit dir sprechen. Es kann auch ein Mix aus allem sein und du darfst alles wie ein Puzzle oder Rätsel zusammensetzen. Wenn du die Impulse und Botschaften nicht verstehst, bitte darum, es dir deutlicher zu zeigen. Das kannst du übrigens auch immer, wenn du mit deinem geistigen Team kommunizierst und die Botschaften nicht verstehst. Sag einfach: „Bitte zeigt es mir so, dass ich es verstehen kann. Danke.“ Um in Meditationen besser Impulse und Botschaften zu empfangen, hilft es auf jeden Fall, deine medialen Fähigkeiten zu trainieren (siehe Thema Medialität).

Als ich auf Bali war, hatte ich große Schmerzen in meiner Wade und konnte kaum laufen. Es schmerzte beim Sitzen, Liegen und Gehen und auch der Arzt konnte mir nicht helfen. Dann fragte ich mein geistiges Team und es kam sofort eine Antwort, welche Mineralstoffe und Vitamine ich sofort in einer größeren Dosis nehmen sollte. Das tat ich auch und siehe da, am nächsten Tag wurde es besser und drei Tage später war der Schmerz weg. Der Schmerz kam Wochen später zwar wieder, weil ein tiefgehendes Thema zu bearbeiten war, aber ich war so dankbar, dass meine Spirits mir erstmal sofort geholfen haben.

Gerade, wenn es um Ernährung ging oder fehlende Vitamine, hat mir mein geistiges Team schon öfter geholfen. Die Angaben wurden immer durch medizinische Tests bestätigt. Würde ich meine medialen Fähigkeiten nicht trainieren, dann würde ich all das nicht wahrnehmen können. Und ja, jeder kann das lernen. Natürlich wirst du durch dieses Buch kein Medium, aber das ein oder andere Tool kann dir helfen, dich mehr mit dir und der Anderswelt zu verbinden.

Intuitives Schreiben

Auch intuitives Schreiben kann ein kraftvolles Tool für dich sein. Es kann dir ebenfalls dabei helfen, deine medialen Fähigkeiten zu stärken, dich mit dir zu verbinden, das Vertrauen in dich zu intensivieren und Informationen und Botschaften durch dich fließen zu lassen und diese aufs Papier zu bringen. Es ist eine Art von Schreibmeditation, bei der der Verstand bewusst beiseitetritt, um Raum für die tiefere, intuitive Stimme zu schaffen. Der Fokus liegt beim Zulassen und Empfangen von Gedanken und Inspirationen, ohne sie sofort zu bewerten oder zu kontrollieren. Das Schreiben wird zu einer Art Kanal für tiefere Wahrnehmungen und spirituelle Erkenntnisse. Intuitives Schreiben ist eine der effektivsten Methoden, um die Verbindung zu deiner inneren Stimme, der geistigen Welt und den medialen Kanälen zu stärken. Wenn du regelmäßig auf diese Weise schreibst, wirst du lernen, deine innere Weisheit immer klarer zu hören. Mediale Fähigkeiten erfordern aber eben Vertrauen und das Loslassen des rationalen Verstandes, was – wie wir wissen – nicht immer leicht ist. Intuitives Schreiben hilft, diese

Muskulatur zu trainieren. Es ist eine Form des Channelns, bei dem du als Medium fungierst. Du wirst merken, dass du beim Schreiben in einen Zustand eintauchst, indem du mehr spirituelle Eingebungen zulässt. Intuitives Schreiben kann dazu beitragen, emotionale Blockaden oder unbewusste Muster zu erkennen und zu heilen. Oft kommen beim Schreiben tief verborgene emotionale Wunden oder Glaubenssätze hoch, die deine medialen Fähigkeiten blockieren könnten. Sobald du das erkennst und verstehst, ist schon ein riesiger Schritt getan. Lasse Botschaften und (Heil-)Impulse durch dich fließen.

Und so geht's:

- Nimm dir etwa 25-30 Minuten Zeit und stelle dein Smartphone auf lautlos.
- Wenn du möchtest, mach dir eine Playlist an, um dich in eine gute und entspannte Stimmung zu bringen. Ich empfehle dir Musik ohne Gesang, da dies sonst schon unbewusst deine Gedanken beeinflussen kann. Schön sind z. B. Piano, Flöten oder Frequenz-Musik.
- Räuchere dein Zimmer und dich mit weißem Salbei, Beifuß oder Palo Santo ab (z. B. durch Räuchern auf Kohle, mit einem Stövchen oder mit einem Bündel. Siehe Kapitel „Heilung durch Räuchern“), um negative Energien zu transformieren und Neutralität in deine Energie, aber auch Gedanken zu bringen (bitte achte beim Kauf von Räucherwerk darauf, dass es ein seriöser Anbieter ist, um Ausbeutungen zu vermeiden). Falls du mit dem Räuchern nicht vertraut bist, kannst du dir hierzu auf YouTube Videos ansehen oder den Punkt überspringen.

- Lüfte kurz dein Zimmer.
- Zünde eine Kerze an, als Symbol für das Licht (um symbolisch auch Licht ins Dunkle zu bringen).
- Zünde gerne auch ein Räucherstäbchen an, um die Energie im Raum zu verändern.
- Was brauchst du, um dich wohlzufühlen? Vielleicht Kuschelsocken und eine Decke?
- Schnapp dir dein Journal oder einen Block und einen Stift.
- Setze dich an deinen Altar oder an deinen Schreibtisch, falls du keinen Altar hast.
- Verabschiede für diese Zeit dein Ego (wie du das oben gelernt hast).
- Schließ kurz deine Augen und atme für eine Minute tief ein und aus. Durch die Nase ein und durch den Mund wieder aus. Das Ausatmen sollte länger sein als das Einatmen. Spüre, wie du in einen entspannten Zustand kommst.
- Setze nun deine Intention. Worauf möchtest du eine Antwort oder Impulse bekommen? Mache dir das ganz bewusst.
- Bitte dein geistiges Team um Hilfe (oder Schutzengel, Gott, Krafttier, Geistführer, Jesus, Universum ...).
- Sage laut oder in Gedanken: „Es darf nun durch mich fließen."
- Beginne nun, einfach loszuschreiben. Ohne einen Plan zu haben. Es muss auch erstmal keinen Sinn ergeben. Und falls dir nichts einfällt, schreibst du: „Mir fällt gerade nichts ein. Mir fällt gerade nichts ein. Mir fällt gerade nichts ein. Keine

Ahnung, was ich schreiben soll ...", bis du Informationen empfängst.

- Du musst nichts beurteilen, nichts korrigieren – lasse einfach die Sätze fließen. Oft wirst du feststellen, dass sich unerwartete Ideen, Bilder oder Worte zeigen.
- Schreibe mindestens 10 Minuten OHNE PAUSE. Gerne kannst du es auch länger machen. Folge hier deiner Intuition.
- Wenn du fertig bist, lies dir deinen Aufschrieb durch und reflektiere. Was könnte es bedeuten? Was wollen die Sätze dir sagen? Sind sie verständlich oder ist vieles eher symbolisch?

Es kann beim Schreiben alles Mögliche aus dir hinausfließen, vielleicht schreibst du Namen auf, bestimmte Menschen, Farben, Situationen. Schreibe einfach intuitiv auf, was in deine Feder fließt. Es kann auch sein, dass die ersten fünf Minuten nur wirres Zeug oder auch gar nichts kommt und dann erst die eigentlichen Botschaften eintreffen. Also sei geduldig und gib nicht auf. Mache dir selbst auch keinen Druck, falls es beim ersten Mal nicht funktioniert. Denn wenn wir uns Druck machen oder zu viel erwarten, dann stehen wir uns selbst im Weg. Also mache diese Übung einige Male und es wird mit der Zeit leichter und besser funktionieren.

Pendeln

Ein weiteres Tool, um an Antworten aus deinem Innersten zu kommen, ist das Pendeln. Ein Pendel wird oft als ein Werkzeug zur Energiearbeit und zur außersinnlichen Wahrnehmung genutzt. Es ist ein kleines Objekt, das an einer Schnur, Kette oder Faden befestigt ist, so dass es schwingen kann. Pendel gibt es in vielen Formen – sie können aus verschiedenen Materialien wie Holz, Kristall, Metall oder (Edel-)Stein bestehen. Im Grunde kannst du auch einen Ring an eine Kette hängen und damit auspendeln. Hier besteht aber die Gefahr, dass die Antworten etwas undeutlich sein könnten. Ein Pendel mit einer Spitze nach unten ist besser geeignet, da die Antworten eindeutiger abzulesen sind.

Unser Unterbewusstsein weiß so viel mehr, als wir denken, und hat unglaublich viel gespeichert. Und wie bekommen wir die Informationen nun ins Bewusstsein? Das Pendeln ist eine gute Möglichkeit. Unser Körper sendet uns nämlich Impulse über unsere Muskeln, die das Pendel erfassen kann. Wenn dein Unterbewusstsein ein NEIN kommunizieren will, bewegen sich andere Muskeln als bei einem JA. Wenn du schon pendelst, kannst du dein Pendel nutzen und zu deinen Heilkräften Fragen stellen. Zum Beispiel: „Blockiert mich ein Ahnenthema, welches sich auf meine Heilkräfte auswirkt?"; „Blockiert mich ein Mutter-Thema?"; „Habe ich einen Vitaminmangel?" (dann kannst du einige Vitamine auspendeln oder eine Pendeltafel benutzen). Falls du das Pendeln nicht beherrscht, kannst du dieses Thema auslassen. Wenn dich das Thema aber anspricht und du das Pendeln lernen möchtest, kannst du dir gerne meinen Onlinekurs dazu ansehen. Als kleines Geschenk bekommst du mit dem Rabattcode „HEALING" 30 % auf meinen Kurs. Ich freue mich unglaublich, wenn du das erlernen möchtest. Ich persönlich liebe das Pendeln und nutze das sowohl privat als auch beruflich, um z. B. die Chakren meiner Klient:innen auszupendeln.

Den QR Code zu meinem Pendelkurs findest du ganz hinten im Buch.

Intuition stärken

Die Intuition war schon immer ein wesentliches und heiliges Instrument in vielen spirituellen und schamanischen Traditionen. Unsere Intuition ist eine göttliche Gabe, die uns mit den unsichtbaren, feinstofflichen

Ebenen des Lebens und der universellen Weisheit verbindet. Und das Tolle ist, dass wir alle diese Gabe besitzen!

Aber leider hat sich der Zugang und das Verständnis dieser spirituellen Weisheit über die Zeit verändert. In früheren Zeiten, vor allem in indigenen Kulturen und schamanischen Traditionen, war die Intuition als direkte Verbindung zur Anderswelt unglaublich wichtig. Die Menschen lebten in enger Harmonie mit der Natur und glaubten, dass die Geister der Erde, die Ahnen und die spirituellen Wesen ständig miteinander kommunizierten. In dieser tiefen Verbundenheit war die Intuition die Brücke, über die sie Botschaften empfingen. Schamanen und Heiler:innen betrachteten die Intuition als ein heiliges Werkzeug, das es ihnen ermöglichte, in die Trance zu gehen, um Visionen zu empfangen, Heilung zu bringen und mit den Geistern der Natur und der Ahnen zu sprechen. In der heutigen Welt, die von rationalem Denken, technologischen Fortschritten und einem starken Fokus auf den materiellen Aspekt des Lebens geprägt ist, haben viele Menschen ihre Intuition verloren oder wissen nicht, wie sie den Zugang finden. Wir leben in einer Zeit, in der ganzheitliche Weisheit und spirituelle Praktiken oft als nebensächlich oder unbedeutend angesehen werden und leider mehr Wert auf logisches Denken und wissenschaftliche Beweise gelegt wird.

Aber Spoiler: Die Intuition ist nie weg. Sie ist immer noch da, als sanfte, innere Führung, die uns in einer lauten, chaotischen Welt Orientierung gibt. Die wachsende Anzahl an spirituellen Bewegungen, Achtsamkeitstechniken, Meditationen und Rückkehr zur Natur sind Zeichen dafür, dass immer mehr Menschen erkennen, wie wichtig es ist, die Intuition wieder zu aktivieren. Was mich ehrlicherweise schon ein bisschen glücklich macht ist, dass sich immer mehr Menschen öffnen. Die Intuition ist spiritueller Urgrund, der uns zu unserer göttlichen Essenz führt. Sie ist der Fluss der Seele, der uns zeigt, wer wir wirklich sind und was unser wahrer Lebensweg ist. Wir dürfen einfach nur hinhören! Du kannst nichts hören? Vielleicht weil alles um dich herum und vor allem in dir zu laut ist? In der heutigen Zeit ist es oft notwendig, innezuhalten und bewusst auf diese innere Führung zu hören, weil das Leben oft von äußeren Ablenkungen und Stress geprägt ist. Die Intuition ist heute für viele ein Schlüssel zu spirituellem Wachstum und persönlicher „Erleuchtung". Der Weg, der über die Intuition führt, ist ein Pfad des Vertrauens und der Verbundenheit mit den unsichtbaren Kräften, die unser Leben lenken. Wie sehr bist du im Vertrauen? Die Intuition ist ein innerer Kompass, der uns immer zu unserem höchsten Potenzial führt, nur können wir diesen Kompass nicht immer verstehen oder ihn richtig deuten. Die Intuition ist und war immer unsere heilige Führung, die uns zur Wahrheit und Liebe führt. Deine Intuition ist dein Schlüssel. Wir alle sind intuitive Wesen, nur leider ist uns das Verständnis mit der Zeit abhandengekommen. Wir hören zu selten auf unsere Intuition, Entscheidungen werden uns durch zum Beispiel Apps abgenommen. Auch Google Maps sorgt dafür, dass wir unseren Orientierungssinn kaum noch nutzen. Und in Zeiten von ChatGPT sparen wir uns sogar Recherchen und das Nachdenken selbst. All das lässt unsere Intuition verkümmern, was aber nicht heißt, dass alle Apps und ChatGPT schlecht sind. Nur sollten wir uns hin und wieder auch mal auf unsere innere Stimme verlassen und nicht alles an das Außen abgeben. Ich habe hier zwei Übungen für dich, wie du deine Intuition trainieren kannst.

Übung 1: Traumdeutung und bewusste Traumführung

Träume sind ein kraftvolles Tor zur Intuition, da sie meist symbolische Botschaften aus dem Unbewussten enthalten. Diese Übung kann dir helfen, ein stärkeres Bewusstsein für deine innere Weisheit zu entwickeln. Beginne, ein Traumtagebuch zu führen. Jede Nacht, bevor du einschläfst, setze die Intention, dass du einen klaren, lebendigen Traum hast, der dir eine wichtige Nachricht über deine Intuition oder dein Leben vermittelt. Sobald du aufwachst, schreibe alles auf, woran du dich erinnern kannst. Achte dabei besonders auf Symbole, Emotionen und die Botschaft des Traums. Siehst du in deinen Träumen häufiger die gleichen Symbole oder Themen? Dann nimm das an und versuche, darüber zu meditieren und zu reflektieren. Warum siehst du immer wieder diese Botschaften, Menschen, Themen oder Zeichen? Du kannst dich auch vor dem Schlafengehen mental darauf vorbereiten, dich mit deiner Intuition zu verbinden, indem du dein Hohes Selbst oder dein geistiges Team um Klarheit bittest. Diese Übung fördert nicht nur das Bewusstsein für die tiefere Bedeutung deiner Träume, sondern hilft dir dabei, deine Intuition durch die Symbole und Botschaften des Unbewussten besser zu verstehen.

Übung 2: „Karten der Weisheit" (z. B. Tarot, Orakel oder eigene Karten)

Diese Übung kann dir helfen, deine Intuition zu schärfen, indem du mit symbolischen Karten arbeitest, die dir den Zugang zu deiner inneren Weisheit erleichtern. Es ist weniger wichtig, die genaue Bedeutung der Karten zu kennen, sondern vielmehr, wie du die Symbole und Bilder intuitiv wahrnimmst und in Bezug auf deine aktuelle Situation deutest. Ich habe psychologisches Tarotkarten legen gelernt, und dabei geht es genau darum. Was siehst DU auf der Karte? Du kannst für diese Übung ein Tarotdeck, ein Orakeldeck oder sogar selbstgemachte Karten verwenden, die für dich bedeutungsvolle Symbole enthalten. Du kannst auch ganz einfache Karten nutzen, z. B. mit Farben, Tieren oder anderen Illustrationen.

- Mische die Karten und ziehe dann intuitiv eine oder mehrere, um die Antwort auf eine Frage zu finden, die dir momentan wichtig ist.
- Achte dabei darauf, welche Bilder oder Symbole dir besonders ins Auge springen und welche Gefühle sie in dir hervorrufen. Der Schlüssel liegt nicht nur in der klassischen Deutung der Karte, sondern auch in den spontanen Assoziationen, die du mit der Karte hast. Diese Intuition lässt sich oft mit einer tiefen inneren Weisheit verbinden, die über den rationalen Verstand hinausgeht.

Diese Übung hilft dir dabei, auf intuitive Einsichten zuzugreifen und dein Vertrauen in die Führung durch symbolische oder bildhafte Wahrnehmung zu stärken. Du lernst, deine Intuition in Form von Zeichen und Bildern zu verstehen und sie auf dein Leben anzuwenden. Damit kannst du dir selbst einige Antworten geben und bist wahrscheinlich überrascht, wie leicht plötzlich die Informationen kommen.

Stille und Gefühle

Auch die Schamanen sagen immer wieder, dass wir Menschen die Verbindung zu uns selbst verloren haben. Wir wissen teilweise selbst nicht, wie es uns wirklich geht. Also sollten wir uns mehr mit unserer Gefühlswelt verbinden und lernen, was sie uns sagen will. Denn auch dadurch können wir eine Menge erfahren und Antworten bekommen. Je nachdem, ob und wie lange du gewisse Gefühle und Emotionen verdrängt hast, kann es etwas dauern, bis du Antworten bekommst, oder aber deine Seele freut sich einen Keks, dass du dich endlich deiner Gefühle annimmst, und spricht sofort mit dir. So oder so, sei bitte auch hier geduldig und achtsam mit dir.

So kannst du dich deinen Gefühlen und Emotionen annähern:

- Schließe deine Augen und atme fünf Mal tief ein und aus. Komm zur Ruhe und spüre, wie sich Entspannung ausbreitet in deinem Körper.
- Spüre in deinen Körper und frage dich: „Welche Emotion ist gerade präsent?"
- Die Antwort kommt vielleicht sehr schnell und intuitiv. Vertraue darauf und nimm diese Emotion. Vielleicht ist es Wut.
- Dann frage nach: „Welche Emotion verbirgt sich hinter der Wut?" Vielleicht ist es Trauer?
- Dann frage nach: „Welche Emotion verbirgt sich hinter der Trauer?"
- Es ist wie Zwiebelschichten entfernen. Mache das so lange, bis keine Antwort oder Frage mehr kommt.
- Nimm die letzte Emotion und frage hier: „Warum bist du da? Was willst du mir sagen?"

Wie gesagt, es kann sofort klappen oder braucht ein paar Anläufe. Das ist ein einfaches und sehr effektives Tool, um dich selbst mehr zu spüren und wahrzunehmen. Wenn du dir erlaubst zu fühlen und auch deinen Gefühlen und Emotionen einen Platz in deinem Leben gibst, werden sie dir dienlich sein. Du kannst dann z. B. Situationen besser einschätzen oder Entscheidungen treffen, weil in bestimmten Situationen sich deine Emotionen melden. Dann weißt du z. B., wenn du gerade wütend bist, dass es eigentlich keine Wut ist, sondern Trauer. Du bist vielleicht traurig, nicht gesehen zu werden, das äußert sich aber in Wut. Je besser du dich und deine Gefühlswelt verstehst, desto einfacher wird es für dich. In Situationen, die bedrohlich sind oder wenn Menschen lügen, wirst du ebenfalls sensibler und kannst das schneller wahrnehmen und dementsprechend handeln. Deine Gefühle und Emotionen können dir zu Superkräften verhelfen :)

Verbinden mit der geistigen Welt

Die geistige Welt ist eine Quelle von tiefem Wissen und Klarheit. Sie kann uns helfen, Ursachen für gesundheitliche oder emotionale Probleme zu verstehen, die uns im Alltag nicht bewusst sind. Manchmal sind körperliche Beschwerden oder psychische Blockaden das Ergebnis von ungelösten Themen aus der Vergangenheit, von negativen Glaubenssätzen oder von unbewussten Konflikten. Die geistige Welt kann uns durch Meditation, Channeling oder intuitive Eingebungen klare Antworten und Einsichten geben, die uns helfen, diese Themen zu erkennen und aufzulösen. Die geistige Welt ist voller heilender Energie – von Engeln, spirituellen Führern, Wesen oder der universellen Lebensenergie. Wenn wir uns auf diese Energien ausrichten, können wir uns von Blockaden befreien und die Energie in unserem Körper wieder ins Gleichgewicht bringen. Diese Verbindung kann uns helfen, indem sie uns mit heilender Energie versorgt, die tief in unser Energiesystem eindringen und es harmonisieren kann. Manche Menschen empfinden diese heilende Energie als ein warmes Gefühl oder spüren, wie sich bestimmte Bereiche im Körper entspannen oder die Energie dort fließt. Die geistige Welt kann uns durch spirituelle Führer, Verstorbene oder auch über unsere Intuition Botschaften senden, die uns auf unserem Heilungsweg führen. Diese können uns helfen, Entscheidungen zu treffen, den richtigen Heilansatz zu finden oder uns darauf hinweisen, welche Aspekte unseres Lebens besondere Aufmerksamkeit benötigen oder wir ganz weglassen sollten. Wenn wir uns mit der geistigen Welt verbinden, erhalten wir oft Impulse, wie wir uns selbst besser pflegen können oder welche inneren Blockaden noch gelöst werden müssen. Emotionale Wunden können tief in unserem Energiesystem gespeichert sein und sich auf unsere Gesundheit auswirken. Die geistige Welt kann uns dabei unterstützen, diese emotionalen Belastungen zu erkennen, zu verstehen und loszulassen. Wenn wir mit Engeln, geistigen Führern oder anderen Wesen kommunizieren, können wir Unterstützung beim Heilungsprozess erhalten. Sie helfen uns dabei, ungelöste Trauer, Ängste oder negative Glaubenssätze zu transformieren und in Liebe und Frieden zu lösen. Die geistige Welt kann uns auch mit einem tiefen Gefühl von Frieden und Geborgenheit verbinden. In stressigen und belastenden Zeiten kann die Kommunikation mit der Anderswelt helfen, unseren Geist zu beruhigen und Stress abzubauen. Ein ruhiger, entspannter Zustand fördert die Selbstheilung, weil der Körper in der Lage ist, sich zu regenerieren und Heilprozesse in Gang zu setzen. Wenn wir uns mit der geistigen Welt verbinden, öffnen wir auch den Zugang zu unserem eigenen Höheren Selbst.

Unser Höheres Selbst ist übrigens meiner Auffassung nach unsere vollkommene Seele. Unser Höheres Selbst erinnert uns daran, dass wir die Fähigkeit zur Heilung bereits in uns tragen und dass wir selbst die Kontrolle über unseren Heilungsprozess haben. Die geistige Welt kann uns auch dabei helfen, unser Vertrauen in uns selbst und in den Heilungsprozess zu stärken. In Momenten der Unsicherheit oder des Zweifels können wir Unterstützung und Ermutigung aus der Anderswelt erhalten. Die geistige Welt existiert auf einer viel höher schwingenden Ebene und durch die Verbindung mit dieser Ebene können wir unseren eigenen energetischen Zustand anheben. Höhere Frequenzen sind oft heilend und ausgleichend und können uns dabei unterstützen, unser

Energiesystem zu stabilisieren. Wenn wir uns regelmäßig mit höheren Frequenzen verbinden, sei es durch Meditation, Gebete oder andere spirituelle Praktiken, aktivieren wir unsere Selbstheilungskräfte und fördern unsere Gesundheit auf allen Ebenen.

HEILKRÄFTE AKTIVIEREN

durch Frequenz und Schwingungserhöhung

Was sind Schwingung und Frequenz?

Vielleicht hast du schon die Begriffe „Frequenzerhöhung“ oder „Schwingungserhöhung“ gehört? Diese werden im spirituellen Bereich oft verwendet, vor allem in Meditationen. Auch werden die beiden Begriffe des Öfteren als Synonym gebraucht, kleine Unterschiede gibt es hier trotzdem, auch wenn Frequenz und Schwingung Hand in Hand gehen.

„Frequenz“ bezieht sich auf die Anzahl der Schwingungen pro Sekunde, oft gemessen in Hertz (Hz). Im spirituellen Sinne bedeutet eine Frequenzerhöhung, dass die Energie oder der Bewusstseinszustand eines Menschen schneller „schwingt“ und in einen höheren Zustand übergeht. Vielleicht hast du schon öfter bei Songs eine bestimmte Hertz Zahl gesehen? Denn mit einer bestimmten Frequenz, gemessen in Hertz, kannst du unterschiedliche Zustände begünstigen. Wenn du Lieder mit einer Frequenz von XY Hz hörst, hilft es bei XX. Bei z. B. Spotify kannst du eine Hertz Frequenz eingeben und dir die Lieder anhören.

Hier ein paar Beispiele:

396 Hz - Wenn du unter Ängsten und Panikattacken leidest.
528 Hz - Wirkt heilsam auf Körper und Zellen.
741 Hz - Reinigung und Entgiftung von Körper, Geist und Seele. Hilft, toxische Gedanken und Verhaltensmuster loszulassen.
852 Hz - Stimuliert das dritte Auge und erweitert das Bewusstsein.

963 Hz – Stärkt die Verbindung zum Universum, dem Göttlichen und zum Hohen Selbst.

Frequenzerhöhung bezeichnet auch die persönliche Weiterentwicklung auf eine höhere Bewusstseinsebene. Wenn du also einen tieferen Zugang zur Intuition, ein erweitertes spirituelles Verständnis oder einen stärkeren Kontakt mit höheren Dimensionen hast. „Schwingung" bezeichnet die Qualität der energetischen Ausstrahlung eines Menschen. Sie ist also mit der Qualität der Energie verbunden, die ein Mensch aussendet oder empfängt. Eine erhöhte Schwingung kann stehen für mehr Liebe, Frieden, Freude und ein tieferes Gefühl der Verbundenheit mit allem.

Frequenzerhöhung und Schwingungserhöhung beziehen sich auf den spirituellen Aufstiegsprozess und eine Erhöhung des energetischen Zustands und werden oft synonym verwendet, weil eine Frequenzerhöhung oft eine Schwingungserhöhung mit sich bringt und umgekehrt. Ich werde dir hier gleich aufzählen, was du tun kannst, um dies zu erreichen. Sowohl Frequenzerhöhung als auch Schwingungserhöhung helfen dir dabei, deine Heilkräfte zu aktivieren.

Mantren

Mantren sind sehr kraftvolle und heilige Worte (oder Sätze), die hauptsächlich aus den alten spirituellen Traditionen Indiens kommen. Der Begriff „Mantra" stammt aus dem Sanskrit: „man" (Geist) und „tra" (Werkzeug oder Befreier), also ein „Werkzeug für den Geist" oder ein „Befreier des Geistes". Mantren bestehen aus Silben, Wörtern oder Phrasen und haben eine tiefere, symbolische Bedeutung. Mantren werden gesprochen oder gesungen, um den Geist zu zentrieren, das Bewusstsein zu erweitern und eine Verbindung zu höheren spirituellen

Ebenen und dem Göttlichen herzustellen. Die Worte eines Mantras sind oft nicht nur auf seine Bedeutung, sondern auch auf seinen Klang und seine Schwingung ausgerichtet. Jede Silbe und jeder Klang haben eine spezifische energetische Wirkung auf den Körper und den Geist. Der Klang kann bestimmte Frequenzen erzeugen, die unsere Schwingung erhöhen kann. Mantren werden oft wiederholt, entweder laut oder leise im Inneren. Diese Wiederholung hat eine beruhigende Wirkung auf den Geist und hilft, den Fokus zu schärfen. Wir können in tiefere Bewusstseinszustände eintauchen. Mantren wirken heilend, da sie in der Lage sind, energetische Blockaden zu lösen, den Geist zu beruhigen und uns körperlich und geistig besser fühlen zu lassen. Sie helfen, unsere negativen Gedanken oder Emotionen zu transformieren und ein Gleichgewicht zwischen Körper, Geist und Seele zu schaffen. Gerade beim Meditieren helfen uns Mantren dabei, in einen Zustand der inneren Stille und Achtsamkeit zu kommen. Falls du also Schwierigkeiten damit hast, in Stille zu meditieren, probiere das nächste Mal aus, erst Mantren zu singen (für ca. 10-15 Minuten) und dann in die Stille zu gehen. Außerdem können Mantren die Energie im Körper und im Umfeld ausbalancieren und harmonisieren. Vor allem, wenn du dich spirituell weiterentwickeln möchtest, können Mantren super unterstützend sein, indem sie dich in Einklang mit höherem Bewusstsein und göttlicher Energie bringen.

Sie sind ein so kraftvolles Werkzeug, das über Jahrtausende hinweg verwendet wird und eine tiefe energetische Schwingung in sich trägt, diese kann uns helfen, in Einklang mit uns selbst und dem Universum zu kommen. Im letzten Kapitel „Heilkräfte Tool Box“ habe ich dir noch ein paar meiner liebsten Mantren aufgeschrieben, die die Schwingung erhöhen und deine Selbstheilungskräfte unterstützen und aktivieren können.

Anderen helfen

Wenn wir anderen Menschen, Tieren, Pflanzen und/oder der Umwelt helfen, helfen wir gleichzeitig uns selbst. Natürlich sollte das nicht der einzige Ansporn sein, Gutes zu tun. Im Schamanismus geht man davon aus, dass alles miteinander verbunden ist. Wir sind verbunden mit allen Menschen, Tieren, Pflanzen, dem Universum und allen Wesenheiten der Anderswelt. Wenn wir anderen helfen, wird unser Herz mit Liebe gefüllt und Liebe ist die stärkste Kraft im Universum. Es gibt uns ein wohliges Gefühl und kann zu unserer Selbstheilung beitragen. Damit helfen wir anderen, uns selbst und es wirkt sich positiv auf das Kollektiv aus. Das sollte jedoch nicht in einem Helfersyndrom ausarten, denn viele übertreiben es mit dem Helfen, opfern sich auf, um von sich selbst abzulenken. Dann ist man wieder zu sehr im Außen, eine gesunde Balance ist hier wichtig. Dich selbst solltest du dabei nicht vergessen. Liebe und Mitgefühl schwingen übrigens ganz oben, indem du also aus dem Herzen heraus anderen hilfst, hebst du auch deine eigene Schwingung. Wenn jemand ununterbrochen immer nur für andere da ist, hilft, unterstützt und sich selbst dabei vergisst, lebt er oder sie eine nicht ganz gesunde Selbstliebe. Natürlich gibt es Ausnahmen, aber meistens (wenn man ganz ehrlich ist), kommt dieses Helfersyndrom aus einem Kontrollzwang, aus dem Bedürfnis gebraucht zu werden, eine innere Leere zu füllen, aus der Einsamkeit heraus oder zur Selbstbestätigung. Wenn du dich ertappt fühlst, dann beschäftige dich mit diesem Thema und frage dich, woher diese Gefühle kommen und seit wann du sie verspürst. Was fehlt dir in deinem Leben? Wie kannst du diesen Punkt ändern? Oder wie schaffst du es, eine gesunde Balance zu schaffen?

Und falls bei dir das Gegenteil der Fall ist und du dich für nichts engagierst und sehr zurückgezogen lebst, dann darfst du auch hier schauen, was du für andere tun könntest. Falls dir menschliche Kontakte schwerfallen, kannst du auch aus der Ferne spenden. Vielleicht sind das Tierrechte? Oder möchtest du dich für die Umwelt einsetzen? Es können auch erstmal kleine Schritte große Unterschiede machen. Vielleicht achtest du mehr auf deinen Plastikverbrauch und reduzierst ihn, wo du kannst. Vielleicht spendest du Kleidung oder führst im Tierheim Hunde aus. Vielleicht möchtest du aber auch für ältere Menschen 1x die Woche einkaufen gehen. Ich persönlich spende an vier Tierschutzorganisationen monatlich und habe, bevor ich ausgewandert bin, freiwillig im Tierheim in der Wildtierstation geholfen. Wie du siehst, Tiere sind meine große Liebe, deshalb esse ich sie seit 2014 auch nicht mehr. Es gibt so viele Wege, um zu helfen, finde deinen Weg, welcher dir dein Herz mit gaaaanz viel Liebe füllt.

Reflexion & Trigger – Heilung durch Erkenntnisse

Wenn wir unsere Gefühle, unser Handeln und unsere Trigger hinterfragen und reflektieren, kommen wir immer zu Erkenntnissen. Alles im Außen ist ein Spiegel für uns, alle Menschen und alle Situationen. Sie zeigen uns nur, wer wir sind, wo wir stehen und wie wir auf gewisse Dinge reagieren. Zeit für Reflexion ist unglaublich wichtig, denn uns wird oft im Außen etwas gezeigt, aber manchmal verstehen wir die Botschaft nicht. Wenn dich bestimmte Menschen triggern, dann hinterfrage, WARUM. Wenn dich deine Mutter auf die Palme bringt, hinterfrage, warum dich das triggert. Oft sind es nicht geheilte Anteile, die sich in bestimmten Situationen melden. Manchmal reicht es auch schon, Situationen und Gefühle zu reflektieren, ohne tiefer einzusteigen. Manchmal möchte etwas auch einfach nur gesehen und erkannt werden. Dann löst es sich auf und wir spüren Erleichterung, der Trigger geht oder aber wir erkennen ihn immer wieder und erinnern uns daran, was er uns sagen möchte. Bist du getriggert, wenn jemand eine Weltreise macht? Dann frage dich, was dieses Gefühl in dir auslöst, möchtest du vielleicht auch reisen? Oder ist dir dein Leben zu langweilig und du bist neidisch, dass jemand Abenteuer erlebt? Wie kannst du mehr Abenteuer in deinem Leben integrieren? Oder bist du von deiner Mutter getriggert, weil sie dich zu sehr bemuttert? Reflektiere auch hierrüber, vielleicht ist dein inneres Kind am Rebellieren, weil deine Mutter in deiner Kindheit nicht so viel für dich da war und sich jetzt zu sehr bemüht? Oder sie war vielleicht auch früher schon so eine Übermutter und das hat dich schon immer genervt, weil du nie richtig selbständig sein konntest?

Vielleicht triggert es dich auch, wenn deine Freundin dir von ihrem Freund vorschwärmt, wie toll er ist und wie sehr sie ihn liebt. Vielleicht ist der Trigger nur ein Hinweis darauf, dass du dir auch aus tiefstem Herzen Liebe wünschst. In den wenigsten Fällen haben Trigger etwas mit der anderen Person zu tun, sondern eigentlich immer nur mit uns selbst. Früher haben mich Trigger so genervt, heute bin ich für jeden dankbar. Dann weiß ich direkt, welches Thema noch präsent ist, das sind quasi Wegweiser für mich. Die Welt ist unser Spiegel, und wenn wir das verstehen und annehmen, können wir wachsen, wachsen und nochmal wachsen. Wenn du mal wieder wütend bist, traurig, getriggert oder einsam, nimm dir dein Journal zur Hand und beginne zu reflektieren:

- Welche Gefühle sind gerade präsent?
- Was glaube ich, welche Situation hat das ausgelöst?
- Wenn das Thema in mir liegen würde, welches wäre es?
- Wie kann ich nun mit der Situation umgehen?

Wie gesagt, manche Themen zeigen sich immer wieder und sind tiefgehend, andere wiederum wollen einfach nur erkannt werden und lösen sich mit der Erkenntnis auf. Wenn wir jedoch regelmäßig reflektieren, lernen wir uns so viel besser kennen und es können sich Themen lösen. Dies hilft uns dabei, unsere Schwingung und Frequenz zu erhöhen, denn wir setzen uns mit den vermeintlich negativen Gefühlen auseinander.

Ich sage bewusst „vermeintlich", denn ich finde, es gibt keine negativen Gefühle und Emotionen. Alles hat seine Daseinsberechtigung und ist auch wichtig. Erst durch Wut, Neid, Groll, Eifersucht, Hass oder Angst erkennen wir doch erst die Themen und den Schmerz in uns. Es ist wichtig, dass wir diese nicht unterdrücken und denken: „Das darf ich nicht fühlen. So will ich nicht sein." Wir sollten auch nicht Gefühle als Teil der Persönlichkeit hinnehmen. Nein, so bist du nicht, du fühlst so wegen deiner Erfahrungen und all den Dingen, die dir zugestoßen sind, oder aber du hast es von deinen Eltern oder Ahnen übernommen.

Bewerten & Verurteilen

(Heilung durch Liebe, Mitgefühl, Akzeptanz & Respekt)

Hier möchte ich dir lediglich ein paar Impulse zum Nachdenken geben, die dein Leben vielleicht nachhaltig verändern und bei Umsetzung (und auch allein schon bei Erkenntnis) deine Frequenz und Schwingung ganz schön erhöhen können. Ich möchte hier auf das Thema „Bewerten, Verurteilen und Lästern" eingehen. Versteh mich nicht falsch, wir sind Menschen, manchmal macht es auch Spaß, sich mit der Freundin über den neuesten Gossip auszutauschen. Und ganz ehrlich, ich bin nicht Mutter Teresa und nehme mich hier nicht raus. Für mich persönlich gibt es zwar Grenzen, aber darauf möchte ich nicht hinaus. Ich möchte mit dir eine Sichtweise teilen, die mein Leben verändert hat.

Eine meiner Klientinnen kam damals zu mir, um über ihre Ängste bezüglich einer schweren Krankheit zu sprechen, die bei ihr diagnostiziert wurde. Sie war tief erschüttert und fragte immer wieder: „Warum passiert das mir? Was habe ich nur falsch gemacht?" Während sie redete, spürte ich, wie stark die Sorgen und Ängste in ihr lebten. Doch plötzlich hörte ich, wie die geistige Welt sagte: „Vielleicht ist das Teil ihres Seelenplans. Vielleicht hat sie sich vor der Inkarnation entschieden, diese Erfahrung zu machen, um auf einer tieferen Ebene mit ihrer eigenen Verletzlichkeit und Sterblichkeit in Kontakt zu kommen. Ihre Seele möchte durch diese Herausforderung lernen, Mitgefühl für sich selbst und für andere zu entwickeln."

Ich teilte diese Gedanken mit ihr, und sie hörte aufmerksam zu. Sie begann, über ihre Situation anders nachzudenken. Wir sprachen darüber, dass Krankheit und Heilung oft nicht nur als „Strafe" oder „Unglück" betrachtet werden sollten. Sie könnten vielmehr Wege des Wachstums und der Transformation sein. Vielleicht hatte sie sich entschieden, in diesem Leben genau diese Erfahrung zu machen, um auf einer tieferen Ebene mit sich selbst in Kontakt zu treten und das Leben und die Heilung aus einer neuen Perspektive zu erleben. In dem Moment, als ich ihr diese Gedanken weitergab, konnte ich sehen, wie sie begann, die Schwere ihrer Situation ein wenig anders zu begreifen. Sie sah ihre Krankheit nicht mehr nur als einen Zufall oder als „Strafe", sondern als eine wichtige Erfahrung, die ihre Seele gewählt hatte, um etwas Wertvolles zu lernen.

Seitdem hat sich ihr Blick auf die Situation verändert. Sie erkennt nun, dass jede Herausforderung, auch die körperliche, eine tiefere Bedeutung hat, die sie auf ihrem Lebensweg weiterbringt. Sie ist bereit, die Heilung nicht nur als körperliche, sondern auch als seelische Erfahrung zu verstehen.

Aus schamanischer Sicht wählt die Seele vor der Geburt bestimmte Themen und Lektionen, die sie in diesem Leben erfahren möchte. Diese können mit Karma, neuen Erfahrungen, spirituellem Wachstum oder Heilung zusammenhängen. Eine weitere Situation, die mich sehr geprägt hat, war mit einem Obdachlosen. Ich bin ein sehr sensibler Mensch, wenn es jemandem schlecht geht, habe ich das Gefühl, ich übernehme diese Gefühle. Mittlerweile kann ich mich sehr gut abgrenzen. Als ich einen älteren Mann sah, der auf der Straße lebte und unendlich traurig aussah, wollte ich einfach nur weinen. Er hatte seinen Arm um seinen Hund gelegt und hatte einen kleinen Karton mit seinem Hab und Gut. Mir stiegen Tränen in die Augen, mich überwältigte sogar ein Gefühl von Schuld, ich fühlte mich so schlecht. Warum habe ich das Glück und habe eine tolle Wohnung, eine wundervolle Familie und Freund:innen? Ich bin gesund und muss mir keine Gedanken machen, ob ich morgen genug Essen habe. Warum ist das Leben so unfair? Und dann sprach mein geistiges Team wieder zu mir: „Hab kein Mitleid mit diesem Menschen. Denn so sagst du, dass dein Leben viel besser ist", und ich dachte mir: „Naja, ist doch auch so?", und mein geistiges Team sagte: „Er folgt seinem Seelenplan genauso wie du. Nur weil du dir dein Leben so ausgesucht hast, ist seins nicht schlechter. Sein Fokus in dieser Inkarnation ist einfach ein ganz anderer. Er sieht die Welt mit anderen Augen, er darf ganz andere Themen bearbeiten. Seine Seele möchte es erleben, immer wieder an die Grenzen zu kommen durch Hunger, durch Kälte, durch all die schwierigen Umstände. Natürlich versteht er das als Mensch nicht und empfindet das vielleicht auch als unfair, doch seine Seele möchte diese Erfahrungen sammeln. Wenn du Mitleid mit ihm hast, machst du deutlich, dass sein Seelenplan schlechter ist als bei anderen. Wähle Mitgefühl statt Mitleid, segne ihn. Manche Obdachlose haben in ihrem Seelenplan die Obdachlosigkeit nur für einen bestimmten Zeitraum vorgesehen und möchten den Unterschied erleben zwischen obdachlos sein und es dann zu einem eigenen Zuhause zu schaffen. Einige Seelen möchten ein Leben lang diese Erfahrung machen. Bitte bewerte das nicht, das kannst du aus deiner Sicht nicht. Das kann der Obdachlose gerade wahrscheinlich auch nicht. Aber wenn seine Seele wieder ins Jenseits geht, wird er sofort wissen, dass es sein Seelenplan war und was er damit erfahren wollte."

Dieses Gespräch mit meinen Spirits hat mich sehr berührt. Ich habe tagelang darüber nachgedacht und mein Verstand war zwischen: „Ja, das macht Sinn", und: „Ja, aber ..." gefangen. Nun kann ich das absolut nachvollziehen. Vielleicht stimmt dich das auch nachdenklich und du möchtest hier nochmal ein paar Minuten für dich darüber nachdenken. Lass das einfach auf dich wirken. Und wenn ich nun obdachlose Personen sehe, schenke ich ihnen auch ein Lächeln oder frage, wie es ihm/ihr geht. Als obdachlose Person gesehen zu werden, ist wirklich wichtig. Viele Menschen laufen einfach vorbei und hoffen, sie werden nicht angesprochen. Schenke ein Lächeln und ein Hallo! Es kostet nichts und kann den Tag des Menschen verändern. Vielleicht hattest du auch schon mal ein Leben auf der Straße? Vielleicht hast du in einem deiner Vorleben Hunger und Obdachlosigkeit erlebt? Mitgefühl bringt uns in eine hochschwingende Frequenz. Wenn du deinen Mitmenschen Mitgefühl entgegenbringst, wird auch dir Mitgefühl entgegengebracht. Wenn wir alle mehr in die Liebe gehen, anstatt in die Abgrenzung, kann so unglaublich viel Heilung geschehen. Wir können die Frequenz des Kollektivs Stück für Stück in Heilung bringen. Falls du also in eine Situation kommst, andere Menschen zu beurteilen oder zu verurteilen, ganz egal auf welche Weise, denke daran, dass jeder von uns einen eigenen Seelenplan hat und bestimmte Erfahrungen sammelt. Du kannst diesen Plan nicht kennen und meiner Meinung nach hat niemand das Recht, andere Menschen zu verurteilen. Ich habe auch einmal eine frisch gebackene Mutter verurteilt, da sie sechs Wochen nach der Geburt zurück zur Arbeit und das Kind in die Kita kam. Ich dachte mir: „Wie kann sie nur. Das Baby ist gerade auf die Welt gekommen. Das Baby wird später wahrscheinlich Bindungsprobleme haben, da die Bezugsperson nach nur sechs Wochen kaum noch da ist.“ Und dann hörte ich wieder die Stimme von einem meiner Spirits: „Ah Adele, die Frau ist alleinerziehend, sie hat vielleicht keine Wahl und ihr fällt es sicherlich auch nicht leicht. Wahrscheinlich lebt sie täglich mit Schuldgefühlen, aber sie tut alles, was ihr möglich ist. Und das Baby wusste ganz genau, wo es hinein geboren wird. Das heißt, dass das Baby (die inkarnierte Seele) genau diese Erfahrung möchte. Eine Station des Seelenplans des Babys kann sein, trotz Hindernissen und Ängsten zur Liebe zu finden. Trotz Verlustängsten sein Herz zu öffnen.“ Ich weiß natürlich nicht, welchen Seelenplan das Baby oder die Frau haben. Und genau das ist der Punkt. Also versuche ich nicht mehr zu urteilen, und wenn ich es tue, merke ich das immer sofort und erinnere mich daran. Haben diese drei Erzählungen etwas in dir ausgelöst? Gibt es neue Erkenntnisse? Vielleicht möchtest du deine Gedanken aufschreiben und dabei ein paar Dinge reflektieren?

Diese Erkenntnisse helfen uns dabei, aus einer höheren Ebene auf alles zu schauen, und unterstützen uns beim spirituellen Erwachen und bei der Förderung unserer Selbstheilungskräfte. Denn wir können weder wissen, welche Erfahrungen Menschen in ihrem Leben gemacht haben, noch welche Traumata sie erlebt haben und warum sie so handeln, wie sie handeln. Und es stimmt, dass du erst in den Schuhen von der Person gelaufen sein musst, um zu wissen und zu verstehen, warum jemand so ist, wie er ist.

Ego 2.0

Auf das Ego bin ich bereits eingegangen, jedoch möchte ich hier noch ein paar Denkanstöße geben. Denn wenn wir unser Ego mehr und mehr erkennen und „entlarven“, wachsen wir spirituell immer mehr. So werden natürlich auch unsere Heilkräfte noch mehr aktiviert. Wenn wir uns nicht mehr hinter unserem Ego verstecken, schwingen wir viel höher.

Hast du dich schon mal damit beschäftigt, wer du bist? Nicht nur oberflächlich, sondern so richtig in der Tiefe. Wer bist du, wenn du keine Erwartungen erfüllen müsst, wenn du wirklich du selbst bist, ohne deine übernommenen Muster und Verhaltensweisen? Wer bist du, wenn du keine Ängste hast? Wer bist du, wenn du dir erlaubst zu träumen? Je mehr wir uns damit beschäftigen, wer wir wirklich sind, desto weniger Macht gibst du an das Ego ab. Und nun eine Feststellung, die wahrscheinlich ein paar von euch triggern wird (you're welcome): Falls du Mama bist und Instagram oder andere Social Media Plattformen nutzt, steht bei dir im Profil „Mama von XY“? Das ist tatsächlich auch das Ego. Denn du sagst damit, dass was du bist, ist eine Mama von jemandem zu sein. Es ist ein Titel, den du dir gibst und womit du dich identifizierst. Jedoch ist das nicht unbedingt gesund oder dienlich für dich. Denn auch wenn es dein Seelenplan ist, Mama zu sein, bist du noch ein eigenes Individuum, auch wenn du stolz bist, Mama zu sein, ist es nicht alles, was du bist. Wer bist du, wenn du alle Rollen und Masken ablegst, wenn du keine Mama/Papa, keine Schwester/Bruder oder Tochter/Sohn bist, wenn du nicht dein Beruf bist. Wer bist du dann?

Ich persönlich finde diese Frage gar nicht so einfach, weil wir uns immer damit identifizieren, was wir machen, leisten oder wie uns andere sehen. Wer bin ich? Diese Frage ist meiner Meinung nach so unglaublich tiefgehend, transformierend und gleichzeitig ist es die schönste Frage, die wir uns stellen können. Wenn du möchtest, beschäftige dich mit dieser Frage. Vielleicht möchtest du dir dabei einen rituellen Rohkakao machen, Musik anschalten und alles fließen lassen, was dir dabei einfällt. Falls dir nichts einfällt, weißt du ja, dass du dir diese Frage nun öfter stellen und reflektieren darfst.

Bewusstsein

Für mich persönlich gibt es zwei Dinge, in denen die Antwort auf alles zu liegen scheint. Der Schlüssel zur Selbsterkenntnis, der Schlüssel zum wahren Glück und der Schlüssel zur Selbstentfaltung. Es ist LIEBE und BEWUSST(-)SEIN. Denn Liebe und Bewusstsein schwingen nicht nur sehr hoch, sondern lassen uns die Wahrheit erkennen. Wahre Liebe, egal ob für einen Menschen, für uns selbst, für Tiere, Pflanzen oder Liebe dem Leben gegenüber, öffnet nicht nur unser Herz und lässt uns höher schwingen, sondern hilft uns auch dabei, unsere Masken abzulegen. All die Rollen, die wir uns während unseres Lebens auferlegt haben, können wir durch Liebe und Bewusstsein erkennen und ablegen. Liebe ist etwas, das wir fühlen, Bewusstsein ist eher im ersten Schritt das Erkennen und Wahrnehmen.

Was meine ich mit Bewusstsein? Ich spreche von BEWUSST SEIN. Die meisten Menschen sind eher auf Autopiloten im alltäglichen Leben und funktionieren einfach. Egal ob beim Autofahren, beim Essen, Putzen oder auch auf der Arbeit. Wie oft machst du dir wirklich bewusst, was du tust? Wir oft bist du richtig im Moment? Wann hast du das letzte Mal dein Essen so richtig genossen, ohne jegliche Ablenkung, wann hast du dir die verschiedenen Geschmäcker auf der Zunge zergehen lassen?

Wann hast du auf das Kauen geachtet und dein Essen oft gekaut, damit dein Magen entlastet wird? Ich habe vor einigen Monaten ein Detox gemacht, welcher Säfte und ein paar wenige Lebensmittel beinhaltete, und ich sollte das Essen 50x kauen, bevor ich es herunterschluckte. Ich hatte Muskelkater am Kiefer!! Ich war so baff, wie ich vorher mein Essen fast verschlungen habe. Und ich kann dir nur raten, probiere das aus. Damit entlastest du deinen Körper, bist viel bewusster im Moment und bekommst eine schöne, definierte Jawline :)

Wenn du Auto fährst, versuche dein Lenkrad zu spüren, werde dir bewusst, was genau du tust. Werde dir bewusst, dass du ein Gefährt steuerst, welches dich überall hinbringen kann. Ist das nicht mega cool? Wenn du den Müll rausbringst, nimm dir ein paar Sekunden, um zu checken: Wie ist das Wetter? Ist die Sonne draußen? Sind Menschen draußen? Was kannst du hören? Atme ein paar Mal tief durch. Oder nimm dir ein paar Sekunden genau jetzt und mache dir bewusst, dass du dir gerade dieses Buch durchliest. Sitzt du in der Bahn? Auf der Couch? Am Schreibtisch? Sitzt du bequem? Drückt vielleicht der Hosenbund? Willst du etwas an deiner Position verändern, damit du bequemer sitzt? Sitzt du gerade oder eher in einer gebückten Haltung? Spüre kurz in deinen Körper, atme tief ein und aus und lies nun bewusster weiter. Im Grunde ist es so: Je bewusster wir leben und bewusster sind, desto mehr fördern wir logischerweise unsere Bewusstseinserweiterung. Es gibt so viele Bereiche, in denen wir bewusster werden dürfen. Hier ein paar Inspirationen:

- Bewusst werden darüber, wie es uns geht
- Bewusst werden, wie wir mit anderen sprechen
- Wie wir mit uns selbst sprechen

- Bewusst werden über unsere Gedanken
- Bewusst spazieren gehen
- Bewusstes (durch-) atmen
- Bewusst essen
- Bewusst duschen
- Bewusst Sport machen
- Bewusste Bewegungen
- Bewusste Umarmungen
- Bewusst lächeln

Heilung durch Annahme, Vergebung, Loslassen und Dankbarkeit

Kennst du das Gelassenheitsgebet: „Gott schenke mir die Gelassenheit, die Dinge hinzunehmen, die ich nicht ändern kann, den Mut, die Dinge zu ändern, die ich ändern kann, und die Weisheit, das eine vom anderen zu unterscheiden"?

Ich finde dieses Gebet sehr schön, vor allem den Punkt, dass wir Dinge, die wir nicht ändern können, annehmen sollten. Annahme ist unglaublich wichtig im Leben und könnte uns unfassbar viel Energie sparen. Und wenn wir dadurch unsere Energie sparen, haben wir mehr Energie für die Dinge in unserem Leben, die wirklich wichtig sind. Wenn wir auch aufhören, an Dingen oder Menschen festzuhalten, kann das ebenfalls sehr befreiend sein. Wenn wir zum Beispiel an einer Beziehung, von der wir eigentlich wissen, dass sie uns nicht guttut, festhalten, aus Angst, allein zu sein, ist das nicht gerade dienlich für uns. Denn die Basis ist dann Angst, das ändert deine Energie und in deinem Feld ist dann die Angst sehr präsent. Das Gleiche gilt für Freund:innen, Jobs oder auch Verhaltensweisen, an denen wir uns festhalten und die uns nicht dienen. Je mehr du dich an etwas festhältst, umso weniger frei fühlst du dich. Ich liebe die folgenden Worte von Ajahn Chah: „Wenn du etwas loslässt, bist du etwas glücklicher. Wenn du viel loslässt, bist du viel glücklicher. Wenn du ganz loslässt, bist du frei." Lass das kurz auf dich wirken.

Neben der Annahme, Akzeptanz und dem Loslassen kannst du deine Heilkräfte ebenfalls unterstützen, indem du allem, was dir passiert ist, mit Dankbarkeit begegnest. Ja, damit meine ich ALLEM. Auch den schlimmen Dingen in deinem Leben, prägende negative Erfahrungen und Traumata. Warum du dafür dankbar sein solltest? Alles in unserem Leben hat eine Auswirkung auf uns und auch negative Erlebnisse und Erfahrungen haben uns dahin gebracht, wo wir jetzt sind. Und vielleicht denkst du dir: „Ja toll, ich wäre gern woanders", oder: „Naja, diese Erfahrungen hätte ich mir gerne erspart." Und glaube mir, ich verstehe das zu gut.

Ich selbst habe ziemlich viele und heftige Traumata erlebt in meinem Leben. Ich bin aber in die Verdrängung gegangen und habe mir immer wieder gesagt: „Ich lasse das einfach nicht an mich ran, denn damit gebe ich der Person, die mir das angetan hat, die Macht über mich." Jahrelang habe ich so gelebt und ich fühlte mich stark, aber gleichzeitig hat mein Herz sich eiskalt angefühlt. Ich spürte diese Kälte und Härte sehr lange Zeit. Durch diese Verdrängung ließ ich keine Liebe zu, außer sie kam von Tieren, denn Tiere haben mich noch nie verletzt und sind die einzigen Wesen, denen ich vertraue. Was nicht bedeutet, dass ich keine

Menschen lieben kann oder ihnen nicht vertraue. Ich kann lieben und vertrauen, aber nur bis zu einem gewissen Punkt. Nur so viel, wie es sich sicher anfühlt. Warum ich das erzähle? Weil mir die Dankbarkeit geholfen hat, mit vielen traumatischen Vorfällen abzuschließen. Ich begriff, dass ich auf Dauer nicht glücklich werde und diese Traumata mich auf jeden Fall beeinflussen, auch wenn ich es nicht zugeben wollte. Also fing ich an, in Dankbarkeit alles anzunehmen, was mir passiert ist. „Danke, dass ich dadurch stärker wurde. Danke, dass dieser Vorfall mich geprägt hat. Danke, dass ich das jetzt verstanden habe und auch verstanden habe, dass nur Liebe und Annahme mir helfen, wieder ich selbst zu werden." Dankbar zu sein auch für alles Negative, hat so viel mit mir gemacht.

Und das führt mich nun zur Vergebung, denn ich habe auch den Menschen vergeben, die mich unglaublich verletzt haben. Jahrelang konnte ich mich nicht dazu durchringen zu vergeben, vor allem eine Person hat mir einen solchen seelischen und körperlichen Schmerz zugefügt, dass ich nicht eingesehen habe, warum dieser Mensch meine Vergebung verdient hätte. Jahre später verstand ich, dass ich diesem Menschen nicht um seinetwillen vergebe, sondern ich es für mich tue! Als einen großen Akt der Selbstliebe. Ich habe vergeben und spürte eine solche Leichtigkeit, wie ich es vorher nicht kannte. Dieses Festhalten hat mich so viel gekostet, vor allem viel Energie. Zu vergeben war so befreiend, denn nun spürte ich, dass ich es tatsächlich losgelassen habe. Und beim Loslassen spürte ich wieder MICH, das war ein unglaubliches Gefühl! Ich fühlte mich so viel freier und leichter. Ich möchte dir hier mitgeben, dass Wut und Groll auf Dauer keinem mehr schaden als uns selbst. Die Person, die uns verletzt hat, denkt vielleicht nicht mal mehr daran, aber wir schleppen das mit uns herum. Nimm an, was war, sei dankbar für alle Erfahrungen und Menschen in deinem Leben, vergib allen, die dir Schmerz zugefügt haben und lasse los. Werde frei und leicht! Nutze hierfür gerne das kraftvolle schamanische Ritual, um zu vergeben und loszulassen. Dieses Ritual hilft dir, emotionale Blockaden zu lösen und deine Seele von alten Lasten zu befreien, außerdem kann es auch die Traumata energetisch aus deinem Feld löschen.

Schamanisches Ritual zum Vergeben und Loslassen:

Was du brauchst:

- Eine weiße Kerze oder weißes Teelicht (Symbol für Reinigung)
- Ein kleines Stück Holz oder einen Zettel (Symbol für die alte Last)
- Räucherwerk wie Salbei, Palo Santo oder Copal
- Eine feuerfeste Schale
- Einen ruhigen Ort in der Natur oder zu Hause

Schritt 1: Reinigung & Vorbereitung

- Nimm dir Zeit für dich, sodass du ungestört bist.
- Lade deine Spirits als Unterstützung ein.
- Setze eine klare Absicht. Wem willst du vergeben und was genau? Schließe deine Augen und sprich innerlich oder laut: „Ich bin bereit, alte Verletzungen loszulassen und Frieden in mein Herz zu lassen."
- Zünde nun die Kerze an.
- Räuchere deinen Körper mit Salbei oder Palo Santo ab, um dein Energiefeld zu reinigen, sofern du mit dem Räuchern vertraut bist.

Schritt 2: Verbindung mit den vier Elementen

Schamanen arbeiten sehr viel mit den vier Elementen, diese sind unglaublich unterstützend und bieten einen heilsamen Rahmen. Nutze die Kraft der vier Elemente und verbinde dich mit ihnen auf folgende Weise:

- Erde: Berühre kurz den Boden und bitte um Stabilität und Heilung. Verbinde dich mit Mutter Erde.
- Wasser: Stelle dir vor, wie fließendes Wasser deine Emotionen reinigt.
- Luft: Atme tief ein und aus, um Klarheit zu gewinnen.
- Feuer: Nutze das Feuer für Transformation (nächster Schritt).

Schritt 3: Das Loslassen-Ritual

- Schreibe oder ritze den Namen der Person, das belastende Gefühl oder ein Symbol, welches du damit verbindest, auf das Holz oder den Zettel.
- Halte es in deinen Händen, nimm deine Gefühle wahr und sprich: „Ich ehre die Lektionen, die du mir gebracht hast. Aber nun entscheide ich mich, frei zu sein."
- Zünde den Zettel oder das Holz vorsichtig an der Kerze an und übergib es dem Element Feuer. Beobachte, wie sich die Energie verändert und das Feuer all das Belastende und Negative löst und transformiert.
- Spüre die Leichtigkeit, während der Rauch deinen Schmerz transformiert und löscht.

Schritt 4: Dankbarkeit & Abschluss

- Bedanke dich bei den vier Elementen und deinen Spirits für die Unterstützung.
- Lass die Kerze komplett ausbrennen oder lösche die Kerze achtsam (nicht auspusten, sondern sanft ersticken).

Nach diesem Ritual kann es passieren, dass du in deinem Traum Zeichen erhältst oder sich nochmal etwas zeigt oder geht. Achte also in der Nacht im Anschluss an das Ritual auf deine Träume und schreibe sie am besten direkt morgens nach dem Aufwachen auf.

Heilung durch Herzöffnung

Der Schamane Angaangaq Angakkorsuaq aus Grönland hat ein tolles Buch namens „Schmelzt das Eis in euren Herzen" geschrieben. Seine Mutter sagte zu ihm, dass wir uns nur verändern können und unser Wissen weise anwenden können, wenn wir das Eis in unserem Herzen schmelzen. Ich finde das sehr treffend und empfinde es als ganz wichtigen Punkt. Dass die Herzen der Menschen mehr verschlossen sind als offen, erlebe ich selbst immer wieder in meinen Sitzungen. Ich reise oft und auch für längere Zeit immer wieder nach Mexiko. Dort habe ich auch öfter Kontakt zu Schamanen. Auch sie sagen, dass die Menschen verschlossener werden, energetisch fühlt sich das wirklich wie eine Eisschicht an, die sich um das Herz gelegt hat. In alten schamanischen Traditionen wurde das Herz als das heiligste Zentrum des menschlichen Seins angesehen. Schamanen arbeiten intensiv mit den Energien des Herzens. Die Herzöffnung war und ist für sie der Weg, um Zugang zu tiefem Verstehen, Verbindung und Heilung zu erlangen. In vielen indigenen Kulturen galt das Herz als das Tor zur Seele und zur Energiequelle des Universums. Um eine tiefe Verbindung zu allem Leben herzustellen, war die Öffnung des Herzens notwendig. Schamanen führten Rituale durch, bei denen sie das Herz symbolisch öffneten, oft in Verbindung mit Gesängen, Tanz, Trancezuständen und Pflanzenmedizin. Die Öffnung des Herzens war auch ein zentraler Aspekt der Heilung – sowohl für den Körper als auch für den Geist. Schamanen glaubten, dass eine Blockade im Herzen (sei es durch Trauma, Schmerz oder Verletzungen) den Fluss der Heilenergie blockieren kann. Indem sie das Herz öffneten, konnten sie nicht nur individuell heilen, sondern es wirkte sich auch immer auf das Kollektiv aus. Je mehr Menschen ihr Herz öffnen, desto mehr profitieren wir alle davon. Heutzutage sind schamanische Praktiken oft von der westlichen Welt entfremdet, aber viele spirituelle Lehrer:innen und moderne Schamanen betonen immer noch die Bedeutung der Herzöffnung als essentiellen Schritt für persönliche Transformation und Heilung. Schamanen sagen immer wieder, dass eine vollständige Herzöffnung der Weg zu wahrer innerer Freiheit und zu einer authentischen Verbindung mit dem Selbst und der Welt ist. Liebe und Mitgefühl sind die höchsten Formen der Energie, die das Universum durchdringen. Eine blockierte Herzenergie kann dazu führen, dass unsere Heilkraft nicht frei durch den Körper fließt, was zu physischen und emotionalen Blockaden führen kann. Eine offene Herzverbindung ermöglicht es uns, uns selbst zu lieben und auch anderen auf tiefster Ebene zu helfen und zu heilen. In vielen schamanischen Kulturen wird die Herzöffnung als eine Reise ins Innere des Selbst betrachtet. Es geht nicht nur darum, das Herz als Organ zu öffnen, sondern auch darum, innere Blockaden und Ängste zu überwinden, die uns davon abhalten, uns vollständig zu erfahren. Angst, zu lieben, Angst, zu vertrauen, Angst, verletzt zu werden, ... das kennen wir bestimmt alle, oder?

Die Frage, die sich oft stellt, ist nicht: „Wie öffne ich mein Herz?“, sondern: „Bin ich bereit, meine tiefsten Wunden zu heilen und die vollkommene Liebe zu erfahren, anzunehmen und auch zu geben?“ Die Reise der Herzöffnung ist der Beginn eines tiefen, transformierenden Prozesses, der unser Leben verändert. Aber was hält uns davon ab?

Es gibt viele verschiedene Gründe, zum einen ist es die Überforderung auf allen Ebenen. Man „muss“ immer erreichbar sein, man hat viele Verpflichtungen und möchte überall mithalten. Social Media hat unser Leben in vielerlei Hinsicht erleichtert und ist eine Bereicherung, aber gleichzeitlich auch eine große Belastung. Wir sehen ständig, wie uns perfekte Leben gezeigt werden, gerade als Frau ist es (meiner Meinung nach) nicht einfach. Viele Influencer zeigen ein perfektes Leben und wie sie es meistern, mit drei Kindern, Ehemann, eigenem Business und täglichen Insta Storys und Posts. Aber bevor der Tag startet, wird noch eine perfekte Morgenroutine gezeigt mit Yoga, Meditation und Journaling. Ganz ehrlich, ich bin Mitte 30, Single und habe keine Kinder und habe oft genug das Gefühl, ich kriege nicht mal das hin :)

Natürlich löst diese scheinbar perfekte Instawelt viel in uns aus, wir hinterfragen vielleicht, warum wir das nicht schaffen, warum wir nicht strukturiert sind oder erfolgreich. Oder warum andere eine scheinbar perfekte Beziehung oder Ehe haben. Gleichzeitig können solche Videos auch inspirieren. Wichtig ist nur, dass wir verstehen, dass das nicht immer das reale Leben ist! Und natürlich haben wir alle unser Päckchen zu tragen. Die meisten wurden schon verletzt, enttäuscht, belogen und traumatisiert. Durch solche Erlebnisse passiert es relativ schnell, dass wir unser Herz aus Angst verschließen. Das ist ein normaler Mechanismus, um uns zu schützen. Ich persönlich finde es schön, das zu verstehen und liebevoll anzunehmen und sich dann trotzdem bewusst für die Liebe zu entscheiden. Und ja, das ist etwas für Mutige, aber das bist du doch, oder? :) Ich arbeite seit Jahren an meinem Herzchakra und es gibt Zeiten, da läuft es super und dann gibt es Zeiten, da werde ich gefühlt Jahre zurückgeworfen. Das ist zwar frustrierend, aber auch hier ist es wichtig, bei sich zu bleiben und zu vertrauen. Ich habe mir in solchen Situationen immer wieder gesagt: „Ja, ich habe Angst, verletzt zu werden, und das ist ok. Trotzdem öffne ich mein Herz und entscheide mich bewusst für die Liebe."

Herzöffnung ist ein Thema für JEDEN! Ich möchte dir hier ein paar Tools und Übungen zeigen, wie du deine Herzöffnung aktiv und liebevoll angehen kannst.

Herzöffnung mit Hilfe von Rohkakao

In vielen indigenen Kulturen, insbesondere in Mittel- und Südamerika, ist Kakao ein heiliges Getränk, es wird auch „Trank der Götter und Göttinnen" genannt. Ritueller Rohkakao kann uns dabei helfen, uns zu verbinden – sowohl mit uns selbst als auch mit der Erde und der Gemeinschaft. Rohkakao verstärkt den Zugang zu Intuition, Inspiration, Kreativität und zum Leben selbst. Kakao verbindet zwischen dem Menschlichen und dem Spirituellen/Göttlichen. Und auch die rituelle Zubereitung von Rohkakao ist ein langsamer, achtsamer Prozess. Bei der Zubereitung und dem Trinken von Kakao geht es nicht nur um das Getränk selbst, sondern auch um die Schaffung einer besonderen, meditativen Atmosphäre. Bei der Zubereitung kann der Kakao auch besungen werden, vor allem in Mittel- und Südamerika gibt es viele Lieder für und über den Kakao. Diese achtsame Praxis fördert das Innehalten und das Zur-Ruhe-Kommen, was sehr erdend und herzöffnend wirkt. Wenn du Rohkakao trinkst, kannst du dich mit dem Spirit der Kakaopflanze verbinden, dafür kannst du einfach die Intention setzen, z. B.:

„Lieber Spirit des Kakaos, bitte öffne mein Herz." Und vielleicht spürst du dann auch eine Verbindung und kannst sogar Botschaften, Bilder oder Impulse empfangen.

Rohkakao gilt als herzöffnend. Es muss aber wirklich Rohkakao sein. Keine 100 % Schokolade und kein Supermarkt-Kakao. Ritueller Rohkakao wird mit viel mehr Achtsamkeit und auf schonende Weise verarbeitet, während der Supermarkt-Kakao fast immer stark verarbeitet und mit Zucker und Zusatzstoffen angereichert ist. Das hat natürlich nichts mehr mit der eigentlichen Weisheit und Magie des Kakaos zu tun. Wenn du Rohkakao kaufst, achte darauf, wo er herkommt und ob er Bio ist, je transparenter der Händler ist, desto besser. Denn leider werden heutzutage auch viele Bauern ausgebeutet, um an den Kakao zu kommen. Ich kaufe nur Rohkakao, wenn ich weiß, dass auch die Bauern fair bezahlt und behandelt werden.

Ein paar alte Weisheiten zum Kakao möchte ich aber gerne mit dir teilen. Denn vor allen die Ureinwohner Mittel- und Südamerikas glaubten und glauben immer noch, dass Kakao eine göttliche Verbindung zwischen den Menschen und den Göttern herstellen kann. Kakao war ein Symbol für Leben, Fruchtbarkeit und die Verbindung zum Göttlichen und wurde oft in rituellen Zeremonien verwendet. In einigen spirituellen Traditionen wird Kakao als „Göttin" verehrt – eine weibliche Energie, die mit dem Herzchakra und der bedingungslosen Liebe verbunden ist. In diesen Praktiken wird Kakao als eine spirituelle Pflanze angesehen, die das Herz öffnet und Menschen dabei hilft, tiefere emotionale und spirituelle Verbindungen zu sich selbst und anderen zu erfahren. Sie soll bei der Heilung von Herzschmerzen und emotionalen Blockaden unterstützen und dabei helfen, das Herz für Liebe, Mitgefühl und Empathie zu öffnen. Viele fühlen auch genau das beim Kakaotrinken ... eine solche Wärme im Herzen, als wäre man nach Hause gekommen. Viele, die an Kakaozeremonien teilnehmen, berichten von einem „Spirit" oder einer „Energie", die sie während des Kakao-Trinkens spüren. Dieser Spirit wird als warm, liebevoll und unterstützend beschrieben und wird von den Teilnehmer:innen oft als Einladung zur Selbstreflexion und spirituellen Öffnung wahrgenommen. Verbinde dich mit der wundervollen Kakaopflanze und dem Spirit des Kakaos, lasse Herzöffnung geschehen. Ganz viel Liebe an dich!

Herzöffnung mit Hilfe der Thymusdrüse

Die Thymusdrüse befindet sich in der Brust auf Höhe des Herzchakras, direkt hinter dem Brustbein und ist auch energetisch mit diesem Chakra verbunden. In vielen spirituellen Traditionen wird diese Nähe als Hinweis darauf gesehen, dass die Thymusdrüse eine entscheidende Rolle bei der Aktivierung und Öffnung des Herzchakras spielt.

Die Thymusdrüse ist von großer Bedeutung für die Immunabwehr und den Schutz vor Krankheiten sowie Infektionen. Sie spielt ebenfalls eine Rolle bei der Regulierung von Immun- und Autoimmunreaktionen. Der Name „Thymos" stammt aus dem Griechischen und bedeutet „Lebensenergie". Es wird gesagt, dass eine gesunde Thymusdrüse uns dabei unterstützt, unsere innere Führung und unser höheres Selbst besser zu verstehen, außerdem wird sie auch als „energetischer Wächter" zwischen Körper und Geist beschrieben. Blockaden in der Thymusdrüse könnten uns daran hindern, unser spirituelles Potenzial vollständig zu entfalten. Da die Thymusdrüse mit dem Herzchakra verbunden ist, kann ein blockiertes Herzchakra auch Auswirkungen auf die Thymusdrüse haben. Sie ist wie eine „Energie-Antenne", die den Energiefluss aus dem Herzen empfängt und reguliert. Ist das Herzchakra blockiert oder verschlossen, kann es auch die Funktion der Thymusdrüse beeinträchtigen. Eine Blockade des Herzchakras kann zu emotionaler

Starre, Angst oder Misstrauen führen, und das kann bewirken, dass das Immunsystem geschwächt wird. Aber wenn du dein Herzchakra öffnest, wird auch die Thymusdrüse aktiviert, was zu einer stärkeren spirituellen Verbindung und emotionaler Heilung führen kann.

Die Thymusdrüse wird ebenfalls aktiviert durch:

- Waldspaziergänge
- Ätherische Öle wie: Pinie, Kiefer, Zeder etc.
- Naturlandschaft (auch auf einem Foto und Bildern)
- Naturgeräusche: Fließendes Wasser oder Meeresrauschen (auch als Audioaufnahme)
- Lächeln
- Umarmung (tatsächlich ist es eher die Geste. Das heißt, du kannst es auch allein machen. Strecke deine Arme aus, als würdest du jemanden umarmen wollen und lächle dabei. That's it, das hilft schon, die Thymusdrüse zu unterstützen)

Thymusdrüse aktivieren - Übung:

- Klopfe sanft mit den Fingerspitzen/Fingerkuppen auf den Bereich deiner Thymusdrüse (wo das Herzchakra sitzt).
- Fange langsam an und werde schneller.
- Atme dabei ruhig und gleichmäßig.
- Leises Summen (auch wegen der Frequenz) kann die Wirkung verstärken.
- Wenn es anfängt, weh zu tun, werde mit dem Klopfen sanfter.
- Klopfe 30-60 Sekunden (später kannst du das auch einige Minuten machen).

Wenn die Thymusdrüse und das Herzchakra miteinander in Harmonie sind, entsteht ein Zustand der „heiligen Liebe", ist das nicht schön? Möchtest du die Übung vielleicht direkt machen? Du kannst sie auch ganz einfach in deinen Alltag einbauen, da schon einige Sekunden des Klopfens so heilsam sein können.

Herzöffnung mit Rosenquarz

Rosenquarz gilt als (Edel-)Stein der Liebe. Sowohl für die Selbstliebe, aber auch die Liebe und Mitgefühl anderen gegenüber. Ich habe eine Rosenquarz-Kette, die auch auf Herzhöhe hängt, und ich trage sie gerne. Falls du intensiv an deiner Herzöffnung arbeiten möchtest, rate ich dir, die Rosenquarzkette vier Wochen täglich zu tragen, das können auch nur paar Stunden am Tag sein und später nach Bedarf. Auch nutze ich Rosenquarz gerne beim Meditieren. Hierfür verwende ich einen großen Rosenquarz, lege mich hin, platziere ihn auf meiner Brust und nehme die Energie auf. Dafür gibt es keine Anleitung, das kannst du ganz intuitiv machen. Vielleicht möchtest du ein Räucherstäbchen und eine Kerze anzünden und Frequenzmusik anmachen, die vor allem für Liebe steht, und dann darfst du empfangen und genießen. Probiere das gerne aus. Achte beim Kauf von Edelsteinen und Kristallen immer darauf, wo du sie kaufst. Es sollte ein vertrauenswürdiger Händler sein oder ein Kristallshop deines Vertrauens. Bei sehr günstigem Rosenquarz über bestimmte Onlineportale wäre ich vorsichtig, du kaufst schließlich auch die Energie ein.

Herzöffnung mit Affirmationen

Ich arbeite auch immer noch viel an meiner Herzöffnung, die du nicht einmalig abarbeiten kannst und dann nicht wieder daran arbeiten musst. Denn durch äußere Umstände, Freund:innen, Familie, den Job,

Kriege, Streitereien, Ängste, Partnerschaften, naja dem Leben eben, geschieht es immer wieder, dass unser Herz sich verschließt. Dies kann auch nur vorübergehend sein oder durch bestimmte Traumata auch auf Dauer. Deshalb arbeite ich immer wieder an meiner Herzöffnung, auch gerne durch Affirmationen. Mir wurde bewusst, dass ich mich jeden Tag aufs Neue für die Liebe entscheiden darf, und genau das sage ich mir, so oft es geht. Manchmal täglich, manchmal alle paar Tage. Mögliche Sätze wären:

„Ich entscheide mich ganz bewusst für die Liebe."
„Ich öffne mein Herz und teile mein Licht mit der Welt."
„Ich gebe Liebe und empfange Liebe."
„Ich werde geliebt."
„Ich teile mein Mitgefühl mit der Welt."
Du kannst dir natürlich eigene Affirmationen überlegen, die du sagst.

Wenn ich merke, dass mein Herz wieder stärker verschlossen ist, mache ich das volle Programm. Ich lege mir meinen Rosenquarz um, trinke meinen rituellen Rohkakao und während ich meine Thymusdrüse aktiviere, spreche ich Affirmationen, um mein Herz zu öffnen. Das ist für mich persönlich ein absoluter Game Changer!

Altar

Einen Altar aufzubauen, kann etwas Beruhigendes, Schönes und Verbindliches sein. Dein Altar ist etwas Persönliches und kann nach deinen Wünschen gestaltet werden. Ein Altar muss auch nicht unbedingt religiös oder spirituell sein. Jedoch einen Ort ganz für deine me-time zu haben, kann magisch sein. Denn wenn du an diesem Ort meditierst, breathwork praktizierst, journalst, reflektierst und singst, sammelt sich all dort deine wundervolle Energie, schafft eine Verbindung zu dir selbst und wirkt wie dein eigener Kraftort, an dem du dich immer wieder aufladen kannst. Auch ist es nicht wichtig, worauf du deinen Altar aufbaust. Es kann ein kleiner Holztisch sein, eine Fensterbank, ein Regal, eine Ecke auf dem Boden, im Billy Regal oder dort, wo du Yoga machst. Es ist auf jeden Fall von Vorteil, wenn du deinen eigenen, heiligen Platz zuhause hast. Dein Altar muss nicht überfüllt sein und du brauchst auch keine teuren Utensilien. Er kann einfach auch nur aus einer Kerze und ein paar Kleinigkeiten bestehen, die dir etwas bedeuten. Fokussiere dich auf das, was dir am wichtigsten ist. Ich habe dir eine Checkliste für deinen Altar auf S. 213 zusammen gestellt und alles, was dort steht, sind Ideen und Einladungen, du musst natürlich nicht alles übernehmen. Fühle bei allem in dich hinein, ob es dich anspricht und sich stimmig für dich anfühlt. Gestalte deinen Altar vollkommen nach deinen Wünschen und Vorstellungen und tobe dich hier gerne aus. Falls du nicht allein wohnst, würde ich dir empfehlen, deinen Altar so aufzubauen, dass er nicht für alle ersichtlich ist und dort nicht ständig jemand vorbeiläuft. Hier sollte deine Energie im Vordergrund sein.

Im Schamanismus hat der Altar auch eine zentrale und heilige Bedeutung und ist ein Ort der Verbindung mit den feinstofflichen Welten. Er dient als physischer und symbolischer Raum, um die Kräfte der Natur, der Ahnen und der Wesenheiten zu ehren und anzurufen. Auf einem schamanischen Altar siehst du meistens Räucherwerk, Steine, Pflanzen, Federn, Kristalle oder Bilder von Tieren und Ahnen, die mit bestimmten spirituellen Kräften in Verbindung stehen. Schamanen treten hier in Kontakt mit höheren Bewusstseinsebenen, um Heilung, Führung oder Weisheit zu suchen und zu empfangen. Der schamanische Altar dient auch als Vorbereitung für Rituale, Zeremonien und Trance-Reisen. In vielen schamanischen Traditionen ist der Altar nicht

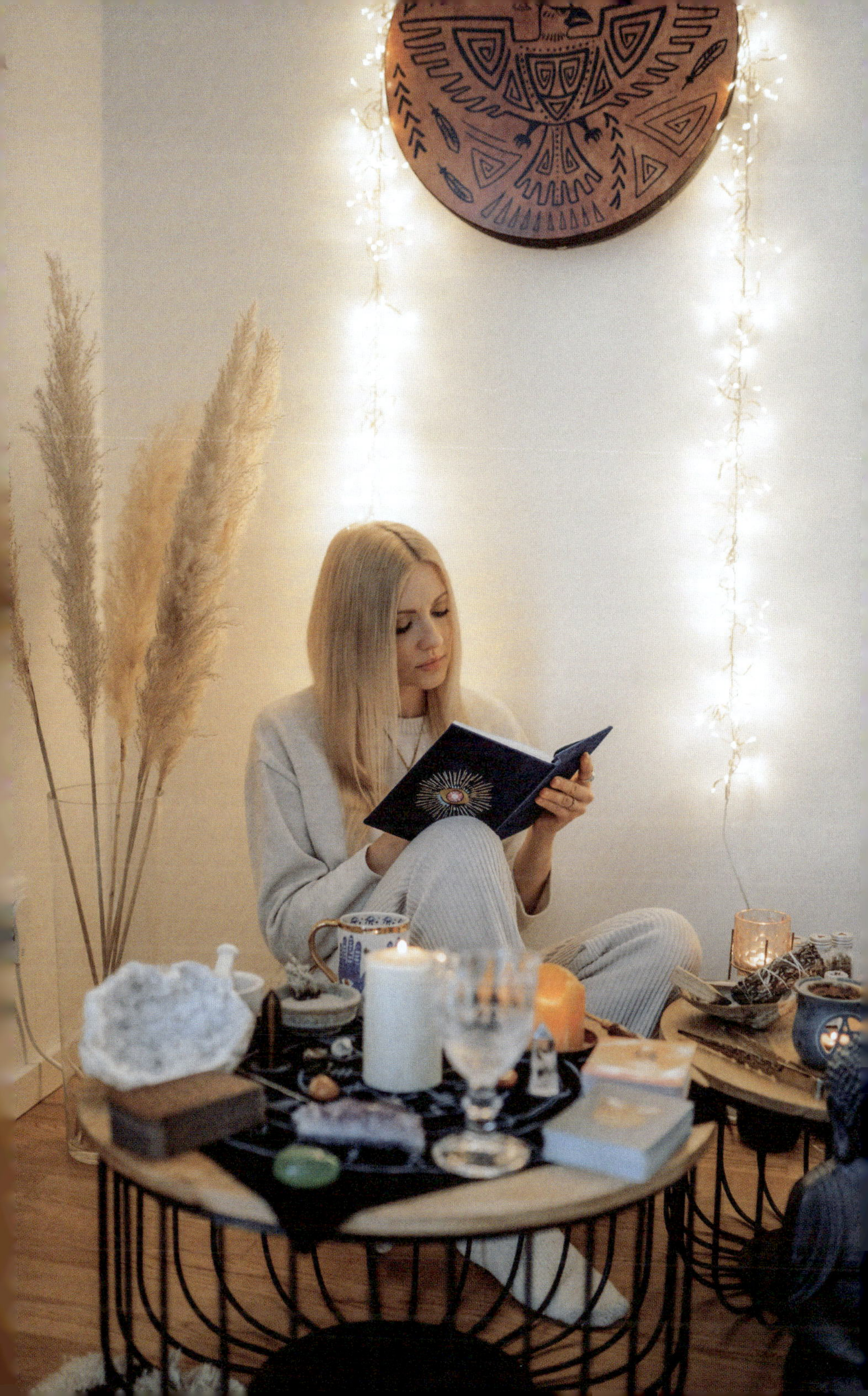

nur ein Objekt, sondern auch ein Spiegelbild des Universums. Eigentlich sind auf jedem schamanischen Altar die vier Elemente (Erde, Wasser, Feuer und Luft) vertreten und auch die Himmelsrichtungen oder die Jahreszeiten werden symbolisch dargestellt. Für mich persönlich ist es ebenfalls wichtig, mindestens die vier Elemente auf meinem Altar zu repräsentieren. Die Erde steht für Stabilität, Wurzeln, Fruchtbarkeit, Wachstum, Heilung und auch für die materielle und physische Welt. Für das Element Erde kannst du auf deinen Altar Steine, Kristalle, Samen, Nüsse oder Pflanzen stellen, die die Verbindung zur Natur und zu den Ahnen symbolisieren. Das Wasser repräsentiert den emotionalen Körper, Reinigung, Heilung, Transformation, die Intuition und das Unbewusste. Es steht für den Fluss des Lebens und den Zugang zu tiefen, oft verborgenen Teilen des Selbst. Um das Element Wasser auf deinem Altar zu symbolisieren, kannst du einen Kelch (oder auch Tasse) mit Wasser befüllen. Oder nimm ein Symbol wie eine Muschel, ein Bild von Wasser oder Wellen. Das Element Feuer steht für Transformation, Erleuchtung, Kreativität, Energie, Leidenschaft und symbolisiert auch die Sonne.

In schamanischen Ritualen wird das Feuer oft genutzt, um das Alte zu verbrennen und Platz für das Neue zu schaffen, es ist wirklich ein sehr kraftvolles Element. Feuer kannst du auf deinem Altar z. B. durch Kerzen darstellen. Element Luft steht für den Verstand, die Kommunikation und den Intellekt. Es ist das Element des Wissens, der Inspiration, der Freiheit und der Weisheit. Luft bringt Klarheit und öffnet den Zugang zum höheren Bewusstsein. Während schamanischer Rituale wird Luft dazu genutzt, Wissen und Botschaften aus der geistigen Welt zu erlangen. Auf deinem Altar kannst du Luft durch Federn, Räucherwerk, Windspiele oder in manchen schamanischen Traditionen auch durch einen Dolch darstellen. Lass dich von deiner Intuition leiten, wie du deinen Altar aufbauen möchtest (s. S. 213).

Altar Checkliste

- [ ] Bilder / Fotos (Von deinen Ahnen oder Dingen, die du manifestieren willst)
- [ ] Persönliche Gegenstände (Geschenke, Andenken)
- [ ] Feder (Element Luft)
- [ ] Kelch (Element Wasser)
- [ ] Muscheln (Element Wasser)
- [ ] Kristalle, Edelsteine (Element Erde)
- [ ] Symbole / Schutzsymbole (z.B. Pentagramm)
- [ ] Kerzen (Element Feuer)
- [ ] Kräuter, Pflanzen, Blumen (Element Erde)
- [ ] Räucherwerk (z.B. Räucherstäbchen)
- [ ] Ätherische Öle
- [ ] Journal / Notizbuch / Dankbarkeitstagebuch
- [ ] Pendel
- [ ] Orakel / Tarotkarten
- [ ] Musikinstrumente (Trommel, Rassel, Flöte, Sansula)
- [ ] Vision Board

HEILKRÄFTE TOOL BOX

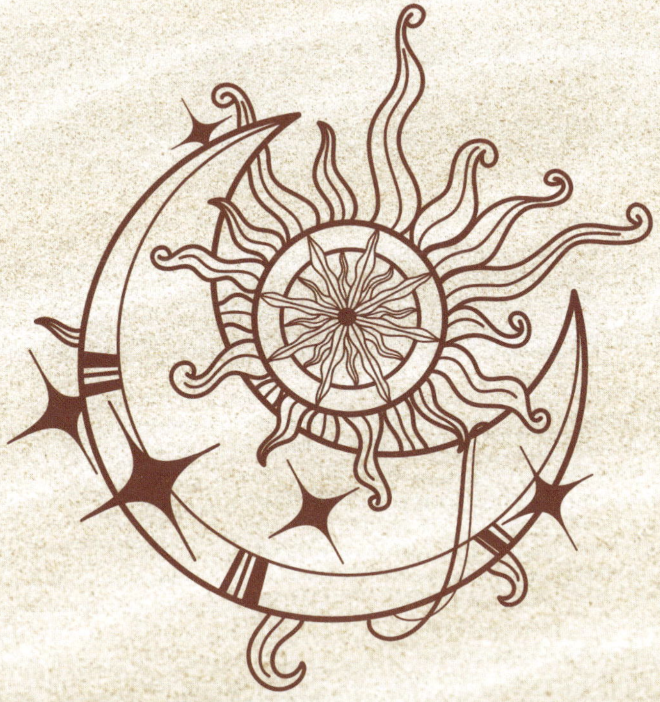

Erdung

Hier findest du einige Übungen, Tipps und Tools, um dich täglich zu erden. Probiere gerne jeden Tag etwas Neues aus und notiere dir, was gut bei dir funktioniert und was vielleicht weniger deins ist. Und baue die effektivsten Dinge dann in deine tägliche Routine ein. Ganz viel Spaß dabei!

Visualisierung/Wurzeln

- Setze dich bequem hin (geht auch im Stehen). Deine Füße sollten den Boden berühren.
- Schließe deine Augen und atme drei Mal tief durch die Nase ein und langsam durch den Mund aus. Erlaube dir, zu entspannen und in den Moment zu kommen.
- Lenke deine Aufmerksamkeit auf dein Wurzelchakra. Dein Wurzelchakra befindet sich am unteren Ende der Wirbelsäule, etwa im Bereich des Steißbeins. Stelle dir vor, dass dort eine kleine, rote Energiekugel ist, die dich mit der Erde verbindet.
- Stelle dir nun vor, dass aus dem Bereich des Wurzelchakras lange, kräftige Wurzeln wachsen. Diese Wurzeln wachsen nach unten, über deine Beine, über deine Füße. Sie bohren sich tief in die Erde hinein, durch Schichten von Erde und Gestein, immer weiter nach unten. Diese Wurzeln sind fest und sicher, sie fühlen sich stark und stabil an.

- Visualisiere, wie die Wurzeln die Erde durchdringen, bis sie im Mittelpunkt der Erde, bei dem Herzen von Mutter Erde angekommen sind.
- Stelle dir vor, wie deine Wurzeln das Herz von Mutter Erde umarmen und wie du dich mit ihr verbindest.
- Spüre, wie du durch diese Wurzeln Energie aufnimmst. Die Energie von Mutter Erde ist ruhig, erdend und nährend. Lasse diese Energie nach oben in deinen Körper fließen. Fühle, wie du mehr und mehr mit der Erde verbunden wirst.
- Bleibe für ein paar Momente in diesem Gefühl, atme ruhig und gleichmäßig. Spüre, wie dein Körper immer mehr entspannst und du dich geerdet und stabil fühlst.
- Nimm einen tiefen Atemzug und öffne dann langsam deine Augen.

Magnet

Dies ist eine Zusatzübung bei deinem Spaziergang (oder Arbeitsweg). Du kannst dir beim Gehen vorstellen, dass deine Wurzeln aus dem Wurzelchakra über deine Beine und Füße nach unten wachsen und sich mit der Erde verbinden. Stell dir vor, dass deine Wurzeln wie Magneten vom Herzen der Mutter Erde angezogen werden und du die Wurzeln mit jedem Schritt mehr spürst, sodass es schon fast schwerer wird, deine Beine anzuheben, weil deine magnetischen Wurzeln nach unten gezogen werden. Diese Übung ist sehr hilfreich, um dich intensiv zu erden, geht schnell und kannst du täglich nebenbei machen, wenn du unterwegs bist.

Waldspaziergang

Ein Spaziergang kann Wunder bewirken, egal ob du im Wald, Park oder Feld unterwegs bist, hier kannst du dich super erden. Wichtig hierbei ist deine Intention, denn wenn du spazieren gehst, dabei nur am Handy bist und gar nicht im Moment, funktioniert es nur bedingt. Das Erden funktioniert auch, wenn du gar nicht so viel Natur um dich hast, du kannst dich also auch erden, wenn du von der Bahn nach Hause läufst. Wie gesagt, wichtig ist immer deine Intention, also sage dir in Gedanken bewusst: „Ich erde mich, JETZT“, oder: „Ich verbinde mich jetzt mit Mutter Erde“, und komme, so gut es geht, in den Moment, ohne Ablenkung. Leg dein Handy, wenn möglich, weg und beobachte: Wie sieht der Weg aus? Sind hier viele Pflanzen? Kannst du etwas riechen? Ist es kalt oder warm? Nimm alles um dich herum wahr. Spürst du die Verbindung zu Mutter Erde?

Stampfen

Stampfen ist ein schnelles Tool, um dich draußen und auch zuhause zu erden. Ja genau, stampfen erdet. Falls dir das anfangs draußen unangenehm ist, tu einfach so, als würdest du deine Schuhe sauber machen und etwas von den Schuhen wegstampfen. Während des Stampfens sage laut oder in Gedanken: „Ich erde, erde, erde mich.“

Sport/Yoga

Sport bringt deine Energie in Bewegung, kann deine Energie ausgleichen und gleichzeitig erdet es dich. Vor allem Yoga ist hier sehr gut geeignet. Wenn du morgens 10 Minuten deinen Körper dehnst, kann das auch zentrierend und erdend sein.

Erdendes Essen

Quick Tipp für Erdung ist das Essen von Lebensmitteln, die aus der Erde kommen: Kartoffeln, Rote Beete, Karotten, Wurzelgemüse uvm. Wichtig auch hier: nicht einfach runterschlingen, sondern dich mit der Intention verbinden, dass du dich durch diese Lebensmittel erdest. Denn die Energie folgt deiner Intention.

Schwarzer Turmalin unter die Fußsohlen

Ich liebe dieses Tool und nutze das immer wieder zwischendurch, gerade, wenn ich am Schreibtisch sitze. Gerade wenn ich am Schreibtisch sitze, nutze ich das oft. Dafür brauchst du zwei Turmaline (egal, ob Rohstein oder Trommelstein), die mindestens 3 cm groß sein sollten. Dann legst du diese zwei Steine unter deine Fußsohlen für ca. 10-15 Minuten. Du kannst auch andere Steine verwenden, die sehr erdend sind. Turmalin hat zusätzlich die tolle Eigenschaft, dass er negative Energien aufnehmen kann. Dadurch, dass du die Steine unter die Fußsohlen legst, zieht es dich quasi nach unten, Richtung Erde. Nimm dir gerade beim ersten Mal ein paar Minuten Zeit, um zu spüren, was diese Übung für Gefühle in dir auslöst.

Tanzen

Tanzen ist eine wundervolle Art und Weise, um dich zu erden. Die Bewegungen und der ständige bewusste Kontakt zum Boden sind wirklich kraftvoll. Hierbei ist es auch egal, wie oder was du tanzt. Hast du schon mal intuitiv getanzt (ecstatic dance) und dich in Ekstase und Trance getanzt? Ja, das geht! Mittlerweile gibt es auch in vielen größeren Städten in Deutschland, aber auch weltweit, Angebote für ecstatic dance. Du tanzt hier barfuß und folgst deinem inneren

Rhythmus. Hier geht es nicht darum, gut auszusehen oder besonders coole Tanzeinlagen hinzulegen, sondern dich so zu bewegen, wie es aus deinem Innersten geführt wird. Es kann sein, dass sich dein Körper ganz langsam bewegen will, sich auch mal schütteln will, vielleicht möchtest du auf der Stelle rennen oder hüpfen. Alles ist richtig, überlasse deinem Körper das Steuer und schaue, was sich zeigen möchte. Falls sich das anfangs komisch anfühlt oder du sogar Scham spürst, dann ist meine Einladung an dich, es trotzdem auszuprobieren. Auch wenn du dich anfangs kaum bewegst und dich nur hin und her schaukelst, ist das auch total in Ordnung. Aber erlaube dir, in deinen Körper zu kommen.

Erdungsmeditation

Über den QR Code kannst du dir deine Erdungsmeditation herunterladen. Du kannst sie so oft machen, wie du möchtest, am besten täglich.

SCAN ME

Ätherische Öle

Ätherische Öle werden oft auch bezeichnet als die „Seelen der Pflanzen“. Sie stammen aus speziellen Bestandteilen von Pflanzen und werden durch Methoden wie Wasserdampfdestillation, Extraktion oder Auspressen gewonnen. Diese konzentrierten Essenzen haben eine einzigartige Wirkung auf Körper, Geist und Seele. Der Duft der Öle beeinflusst ganz viele Prozesse in uns und unterstützt uns auf psychischer, emotionaler sowie physischer Ebene. Einige Öle haben beruhigende, entzündungshemmende oder schmerzlindernde Eigenschaften.

Ich persönlich arbeite mit ihnen, indem ich mich mit dem Pflanzengeist oder mit den Pflanzengeistern verbinde. Im Schamanismus ist alles beseelt und auch Pflanzen und Bäume sind beseelt, in ihnen leben Pflanzengeister bzw. Baumgeister. Während einer schamanischen Trance kann man fast mit allem Kontakt aufnehmen. So bin ich schon öfter gereist zur Ebene der Pflanzen oder hatte Kontakt mit Baumgeistern (nüchtern, also ohne jegliche Substanzen zu konsumieren). Von ihnen kann man vieles lernen, sie sind sehr weise und liebevoll. Auch wenn es auch mal Baumgeister und Pflanzengeister gibt, die keinen Kontakt zu Menschen wollen, dies sollte man natürlich respektieren. Um mit dem ätherischen Öl zu arbeiten, dich zu erden oder auch als Unterstützung für die Aktivierung deiner Heilkräfte musst du nicht mit Pflanzen- oder Baumgeistern kommunizieren können. Du kannst dich mit deiner Intention mit der Energie der jeweiligen Pflanze verbinden und ja, es reicht tatsächlich, wenn du bewusst deine Absicht setzt. Du kannst es aber auch in Gedanken oder laut aussprechen. Wenn du z. B. das ätherische Öl „Lavendel" nutzt, dann kannst du z. B. sagen: „Danke liebe Pflanzengeister des Lavendels, dass ihr durch mich wirkt. Danke, dass ihr mir Ruhe und Entspannung schenkt." Die Dankbarkeit und Wertschätzung den Pflanzengeistern gegenüber kann die Wirkung verstärken und du spürst vielleicht mit der Zeit eine größere Verbindung zu Pflanzen- und Baumgeistern. Trau dich und schaue auch, ob du Unterschiede wahrnehmen kannst. Vielleicht fühlen sich bestimmte Pflanzengeister oder Baumgeister anders an, lerne ihre Energie kennen.

Wenn du ätherische Öle kaufst, dann achte unbedingt auf einen guten Hersteller! Ich finde, wir sollten hier besonders darauf achten, dass Pflanzen und Bäume nicht ausgenutzt werden und die Natur durch die Ausbeutung keinen großen Schaden erleidet. Meist ist es tatsächlich so, dass günstige ätherische Öle (zum Inhalieren) eher schädlich sein können. Hier kann es nämlich sein, dass Pestizide genutzt werden, Menschen und die Natur ausgebeutet werden, Hauptsache, es wird viel und schnell verkauft. Weihrauch z.B. ist ein sehr heilsames und heiliges Öl, dieses wird dem Harz der Bäume entnommen. Harz kann nur entnommen werden, wenn der Baum quasi verletzt wird. Denn durch Schnitte im Baum setzt der Baum seine Selbstheilungskräfte ein und produziert Harz, um die Wunde zu verschließen. Wenn du günstigen Weihrauch kaufst, kannst du dir fast sicher sein, dass dies nicht nachhaltig ist und der Baum oder die Bäume höchstwahrscheinlich absterben. Denn viele Anbieter verletzten Bäume, damit sie schnell Harz produzieren, und geben den Bäumen keine Zeit, um sich zu erholen. Deshalb stirbt der Baum langsam ab, da ohne das Harz Infektionen in das Innere gelangen können. Anbieter, die nachhaltig und fair arbeiten, lassen den Bäumen Zeit, sich zu regenerieren, bevor sie wieder Harz entnehmen. Deshalb kann nicht am laufenden Band produziert werden und es dauert länger. Nachhaltiges 15 ml Weihrauch-Öl z.B. sollte um die 90 – 130 € kosten.

So nutze ich ätherische Öle: Ich gebe 1-2 Tropfen auf meinen Handflächen und verreibe sie ganz sanft. Dann halte ich meine Hände vor mein Gesicht und umschließe meine Nase und meinen Mund. Anschließend inhaliere ich den Duft für 1-5 Minuten, verbinde mich den Spirits im Öl und nehme die wundervolle Energie auf. Es erdet unglaublich, kann auch (je nach Öl) deine Chakren ausgleichen und deine Energie in Balance bringen. Weihrauch z.B. verbindet dich zusätzlich mit der geistigen Ebene und öffnet deinen Kanal nach oben, perfekt, um dann in der Meditation mit deinen Spirits Kontakt aufzunehmen.

Meine Empfehlungen für ätherische Öle:
Morgens: Zitrone oder Orange
Für Meditationen & Trancereisen: Weihrauch
Tiefe Erdung: Copaiba oder Schwarzfichte
Entspannung und Ruhe: Lavendel

Hinweis, wenn du Haustiere hast:
Falls du Haustiere hast, vor allem Katzen, informiere dich bitte vorher, welche ätherischen Öle unbedenklich sind. Denn sehr viele Öle (z. B. Teebaumöl, Eukalyptus, Pfefferminze, Zimt) sind vor allem für Katzen giftig, da ihnen ein bestimmtes Enzym im Körper fehlt und es nicht verarbeitet werden kann. Dadurch kann es zu schweren Vergiftungen oder im schlimmsten Fall zum Tod führen, also bitte vorher gut informieren!

Mantren

– Om Mani Padme Hum –

Dieses Mantra hat mich oft in Thailand begleitet, als ich ganz viele Tempel besuchen durfte. Dieses tibetische Mantra bedeutet „Das Juwel im Lotus“ und steht für Mitgefühl und Erleuchtung. Es erhöht die Schwingung, indem es Mitgefühl und Liebe in den Vordergrund stellt. Es fördert den inneren Frieden und die Verbindung mit höheren spirituellen Ebenen. Eines meiner liebsten Mantren.

– So Hum –

Dieses Mantra bedeutet „Ich bin das“ oder „Ich bin das Universum.“ Es stellt die Verbindung zwischen dem Selbst und dem universellen Bewusstsein her. Es kann dabei helfen, die eigene wahre Natur zu erkennen und das Gefühl von Trennung aufzulösen. Es erhöht die Frequenz und fördert ein Gefühl von Einheit und Frieden.

– Sat Nam –

Sat Nam bedeutet „Wahrheit ist mein Name“ oder „Ich bin die Wahrheit“. Dieses Mantra hebt die Schwingung, denn es verbindet uns mit unserer inneren Wahrheit und Weisheit. Es stärkt das Selbstbewusstsein und den Zugang zu höherem Wissen.

– Gayatri Mantra –

Gayatri Mantra ist ein Gebet für Erleuchtung und göttliche Weisheit. Es wird oft als eines der ältesten und kraftvollsten Mantren angesehen. Höre es dir gerne einmal an, falls du es nicht kennst. Lass es auf dich wirken und schau, wie es dich bewegt. Gayatri Mantra reinigt den Geist und öffnet das Herz für höhere Frequenzen.

– Om Shanti Om –

„Shanti" bedeutet Frieden. Dieses Mantra ruft den Frieden auf allen Ebenen des Seins herbei. Dieses Mantra ist so kraftvoll und fördert innere Ruhe und Heilung, indem es den Geist beruhigt und das Nervensystem entspannt. Und durch den Frieden im Inneren können die Selbstheilungskräfte aktiviert werden.

– Om Namah Shivaya –

Dieses Mantra bedeutet: „Ich verbeuge mich vor dem göttlichen Selbst", und wird oft mit Shiva, dem Zerstörer und Erneuerer, in Verbindung gebracht. Es unterstützt die Heilung, indem es Transformation und den Fluss von Energie im Körper fördert. Es hilft, alte Muster zu lösen und Platz für neue, heilende Energien zu schaffen. Falls du also eher schüchtern bist und dich nicht traust, Dinge loszulassen und dir der Mut fehlt, höre und/oder singe dieses kraftvolle Mantra.

Körper-Geist-Seele

Wie du weißt, ist die Balance zwischen Körper, Geist und Seele unglaublich wichtig für deine mentale, körperliche, emotionale und seelische Gesundheit. Aber natürlich auch, um deine Heilkräfte zu aktivieren. Und ja, es erfordert regelmäßige Pflege und Aufmerksamkeit. Aber du kannst damit beginnen, kleine, regelmäßige Übungen und Rituale in deinen Alltag zu integrieren. Der Schlüssel liegt in der Achtsamkeit und dem ständigen Bewusstsein für deine eigenen Bedürfnisse. Ich habe hier ein paar Reflexionsfragen für dich, danach kannst du vielleicht besser verstehen, wie es um deine Balance in diesen Bereichen steht.

Reflexionsfragen

Körper

- Schläfst du ausreichend (7-9 Stunden)?
- Fühlst du dich tagsüber energiegeladen oder müde?
- Treibst du regelmäßig Sport?
- Hast du eine **ausgewogene** Ernährung?

Geist

- Fühlst du dich häufig gestresst oder überfordert?
- Hast du Schwierigkeiten, den Moment zu genießen oder abzuschalten?
- Wie oft nimmst du dir Zeit für Entspannung und Reflexion?

Seele

- Hast du das Gefühl, deine Emotionen gut im Griff zu haben?
- Fühlst du dich mit dir selbst im Einklang?
- Nimmst du dir Zeit, um auf deine inneren Bedürfnisse zu hören? Checkst du immer mal wieder bei dir selbst ein, wie es dir geht?

Und jetzt möchte ich dir ein paar Impulse geben, was du für den jeweiligen Bereich (Körper-Geist-Seele) auch aktiv tun kannst. Wenn du merkst, du brauchst von allem etwas, dann suche dir alles zusammen, was sich stimmig anfühlt. Falls du das Gefühl hast, nur eines davon ist im Ungleichgewicht, dann konzentriere dich darauf. Ich wünsche dir viel Spaß bei der Umsetzung und viele neue, schöne Erkenntnisse.

Was du für deinen Körper tun kannst

- **Yoga:** Bringt dich super in den Körper und ist auch noch erdend.
- **Laufen:** Spaziergänge in der Natur oder regelmäßiges Laufen können helfen, den Kreislauf anzuregen und Stress abzubauen – die Laune steigt.
- **Tanz:** Jede Form von Tanz oder Cardio-Training regt den Körper an, hebt die Stimmung und fördert die Ausdauer.
- **Krafttraining:** Stärkt den Körper und hilft, das Selbstbewusstsein zu steigern. Wer unter Panikattacken leidet, dem wird Krafttraining besonders guttun.

- **Massage**: Lass dich verwöhnen und tue deinem Körper etwas Gutes.
- **Gesunde Ernährung:** Achte auf eine ausgewogene Ernährung mit viel Obst, Gemüse, Vollkornprodukten und gesunden Fetten. Scheu dich nicht, zumindest einmal im Leben eine Ernährungsberatung zu buchen, das kann lebensverändernd sein.
- **Achtsames Essen:** Versuche, deine Mahlzeiten bewusst zu genießen, ohne Ablenkung (z. B. Fernsehen oder Handy). Das hilft dir, das Gefühl für deinen Körper und seine Bedürfnisse zu stärken.
- **Regelmäßiger Schlafrhythmus:** Achte darauf, zu festen Zeiten ins Bett zu gehen und aufzuwachen. Guter Schlaf ist unglaublich wichtig für die körperliche Erholung und geistige Klarheit.
- **Entspannung vor dem Schlafen:** Versuche, vor dem Schlafengehen entspannende Rituale zu integrieren, z. B. Hören von beruhigender Musik, Lesen (kein Blaulicht) oder Atemübung.

Was du für deinen Geist tun kannst

- **Meditation:** Egal ob geführt oder in Stille, es ist so wichtig, Mediation in dein Leben zu integrieren.
- **Atemübungen (z. B. 4-7-8-Technik):** Atme für 4 Sekunden ein, halte den Atem für 7 Sekunden und atme für 8 Sekunden aus. Diese Technik beruhigt das Nervensystem und hilft bei der Stressbewältigung.

- **Body Scan Meditation:** Konzentriere dich auf verschiedene Körperteile, um Spannung abzubauen und Achtsamkeit zu üben. Oder gehe von deinen Zehen bis nach oben (Scheitel) alles nacheinander ab.
- **Lesen:** Lasse dich immer wieder durch (Hör-)Bücher inspirieren.
- **Positives Denken und Affirmationen:** Schreibe positive Affirmationen auf oder sprich sie täglich laut aus. Das kann dein Selbstvertrauen stärken und deinen Geist auf positive Gedanken lenken.
- **Zielsetzung:** Setze dir klare, erreichbare Ziele, um deinen Fokus zu schärfen. Das kann in allen Bereichen deines Lebens helfen – beruflich, persönlich oder gesundheitlich.
- **Progressive Muskelentspannung (PMR):** Spanne und entspanne nacheinander verschiedene Muskelgruppen im Körper. Diese Übung ist super, um körperliche und geistige Spannungen abzubauen.
- **Visualisierung:** Stelle dir einen friedlichen Ort vor, an dem du dich sicher und ruhig fühlst. Bleibe einige Momente an diesem Ort und tanke diese Energie auf. Diese Übung fördert geistige Entspannung und Achtsamkeit.

Was du für deine Seele tun kannst

- **Tägliches Journaling:** Nimm dir jeden Tag einige Minuten, um deine Gedanken, Emotionen und Erlebnisse aufzuschreiben. Dies hilft, Klarheit zu finden und innere Konflikte zu erkennen (auch nach und nach die Erkenntnis, was du willst und was nicht → Seelenplan).

- **Dankbarkeitstagebuch:** Schreibe täglich drei Dinge auf, für die du dankbar bist. Das stärkt das Gefühl der Demut und hilft, dich auf das Positive zu konzentrieren.
- **Intuitionsübungen:** Mache gerne die aus dem Buch oder probiere neue aus.
- **Natur:** Gehe in den Wald, an den Strand oder einfach in den Park. Der Aufenthalt in der Natur fördert das emotionale Wohlbefinden und hat eine beruhigende Wirkung auf deine Seele.
- **Achtsames Gehen:** Praktiziere bewusstes Gehen, bei dem du dich auf jeden Schritt und die Geräusche um dich herum konzentrierst. Damit wirst du viel ruhiger und die Seele fühlt sich dann direkt wohler in deinem Tempel.
- **Kunsttherapie:** Malen, Zeichnen oder Musik machen kann helfen, Gefühle auszudrücken und die Seele zu nähren.
- **Tanzen oder Singen:** Wenn du gerne tanzt oder singst, tue es regelmäßig – es setzt Endorphine frei und verbindet dich mit deinen Emotionen.
- **Gebet:** Wenn du eine religiöse oder spirituelle Praxis hast, nimm dir Zeit für das Beten oder die Meditation, um dich mit deinem Hohen Selbst zu verbinden.
- **Energiearbeit (z. B. Reiki):** Wenn du spirituell interessiert bist, können Reiki oder andere Formen der Energiearbeit dabei helfen, Blockaden zu lösen und die innere Balance wiederherzustellen.

Mediale Übungen

Um deine medialen Fähigkeiten auszubauen und zu stärken, ist Übung sehr wichtig. Hier habe ich ein paar Übungen für dich, die dich dabei unterstützen können. Probiere gerne alle Übungen (nicht auf einmal) aus und schreibe auch auf, was sich verändert, ob du etwas wahrnehmen konntest und ob du auch im Alltag Veränderungen wahrnimmst.

Mediale Tagebuchübung

Ziel: Deine mediale Wahrnehmung und deine Fähigkeit zur Klarheit fördern. Diese Übung hilft dir, deine Fähigkeiten im Empfangen von Botschaften und Eindrücken zu trainieren.

- Nimm dir täglich ein paar Minuten Zeit, um deine Eindrücke, Wahrnehmungen und Eingebungen zu notieren. Achte auf spontane Gedanken, Bilder oder Gefühle.
- Formuliere am Anfang der Übung eine Frage oder ein Thema, zu dem du mehr Informationen erhalten möchtest, z. B.: „Bin ich gerade auf meinem Seelenweg?“, „Tut mir XY gut?“, „Was sollte ich im Bereich XY ändern?“
- Schreibe während des Tages auf, was dir in den Sinn kommt (auch wenn es klein oder bedeutungslos erscheint). Schaue dir am Abend an, was du notiert hast, oder auch erst Tage später. Haben diese Eindrücke eine Bedeutung? Mit der Zeit wird das auch besser und besser funktionieren, sei geduldig.

Übung: Gedankenlesen

Ziel: Deine Fähigkeit entwickeln, „Energien“ oder Gedanken anderer zu spüren.

- Übe diese Fähigkeit im Alltag mit einer Person, die du kennst.
- Denke an eine einfache Frage, wie z. B.: „Was hat mein Freund zum Mittagessen gegessen?“, „Wie fühlt sich meine Schwester heute?“, „Welche Farbe hat das Shirt meiner Kollegin unter dem Pulli?“
- Setze dich ruhig hin und konzentriere dich auf diese Frage. Versuche, die ersten Gedanken oder Bilder zu spüren, die auftauchen.
- Frage dann die Person nach der richtigen Antwort und vergleiche, ob deine Wahrnehmung in irgendeiner Weise passt. Es kann von Anfang an super klappen, es kann aber auch etwas dauern und darf trainiert werden. Aber mit der Zeit wird es besser und klarer. Und das Beste: Es macht echt Spaß :)

Übung: Gedankenlesen 2

- Diese Übung baut auf Übung 1 auf, bzw. kann zusätzlich geübt werden. Die Übung kannst du mit verschiedenen Dingen im Alltag tun, hier ein paar Beispiele:
- Versuche im Alltag die Uhrzeit zu erraten, du wirst überrascht sein, wie gut das funktioniert und wie präzise das nach und nach wird.

- Versuche zu erraten, welche Farbe das nächste Auto hat, das an dir vorbeifährt. Später kannst du das auch mit Automarken machen.
- Wenn dich jemand anruft oder du eine Nachricht bekommst, versuche zu erraten, wer das sein könnte.

Nimm diese Übungen nicht zu ernst, sondern versuche einfach, Spaß dabei zu haben. Es sollte nicht gezwungen sein, sondern darf locker geübt werden. Dein inneres Kind wird es bestimmt lieben.

Übernatürliches Wahrnehmen

Ja, wir können die geistige Welt und Seelen wahrnehmen, auch körperlich. Wenn du die Verbindung zur Anderswelt stärkst, wird auch das Vertrauen gestärkt in dich, das Leben und die geistige Welt. Dein Horizont erweitert sich und der Glaube an etwas Größeres wird auch intensiver. Das kann uns sehr viel Kraft, Geduld und Mut geben, wenn wir wissen und auch spüren, wie sehr wir geführt werden und nie allein sind. Falls du dich unwohl dabei fühlst, Seelen wahrzunehmen, dann kannst du die nächsten zwei Übungen gerne auslassen.

Übung: Just feel

Bei dieser Übung geht es darum, die geistige Welt einfach nur wahrzunehmen und zu spüren. So lernst du nach und nach, wie es sich anfühlen kann, wenn sie Kontakt zu dir aufnehmen möchten.

- Setze dich am besten in Stille hin. Komm in einen entspannten Zustand. Mache gerne 2-5 Minuten Atemübungen oder fokussiere dich vollkommen auf deinen Atem. Mach erst weiter, wenn du dich entspannt fühlst.
- Versuche, deinen ganzen Körper wahrzunehmen.
- Verweile in diesem Zustand für ca. 5-10 Minuten.
- Sage laut oder in Gedanken: „Mein liebes geistiges Team, ich möchte euch so gerne auch physisch wahrnehmen. Ich bitte euch, mir Zeichen zu schicken in Form einer Berührung."
- Und dann darfst du einfach weiterhin entspannen und achtsam sein.
- Es kann sein, dass du körperlich Kälte, Wärme, Kribbeln, Gänsehaut oder einen „Windzug" oder ein Antippen wahrnimmst. Sei offen für alles, was sich dir zeigt.
- Bedanke dich bei deinem Team für diese wundervollen Zeichen.

Falls du anfangs zu nervös bist oder dir Druck machst, etwas wahrnehmen zu müssen, kann es sein, dass erstmal nichts kommt. Probiere diese Übung immer wieder und genieße diesen wundervollen Kontakt.

Übung: Ja/Nein

Diese Übung habe ich vor Jahren intuitiv gemacht und hoffe, sie bringt dir auch so viel Freude wie mir. Überlege dir vor der Übung, mit wem du Kontakt aufnehmen möchtest. Wenn du Fragen zu dir und deinem Leben hast, würde ich dir empfehlen, deinen Schutzengel oder Geistführer zu kontaktieren.

- Setze dich in den Schneidersitz oder auf einen Stuhl (hier beide Füße auf den Boden stellen).
- Linke Hand auf dem linken Schenkel und rechte Hand auf dem rechten Schenkel ablegen und schließe deine Augen.
- Atme ein paar Mal tief ein und aus. Entspanne deine Schultern und komme ganz zur Ruhe.
- Stelle nun Fragen, die mit „Ja“ oder „Nein“ beantwortet werden können. Und sage dazu, dass deine rechte Körperhälfte für „Ja“ steht und die linke für „Nein“ (du kannst das auch tauschen). Bitte nun um eine Antwort durch eine Berührung.
- Wenn die Antwort „Ja“ ist, kann es sein, dass du eine Berührung rechts spürst (egal ob am Fuß, Hand, Wange). Bei „Nein“ kannst du es links spüren.
- Mache dir keinen Druck, sondern sei einfach ganz bei dir und achtsam.
- Es kann sein, dass du an einer Körperhälfte Gänsehaut spürst oder Kälte/Wärme, ein Kribbeln oder ein leichtes „Antippen“. Du brauchst keine Angst zu haben, das passiert sanft und liebevoll.

Vielleicht spürst du direkt etwas, vielleicht ist es noch nicht ganz deutlich. Auch hier gilt, sei geduldig und probiere diese Übung die nächsten Wochen regelmäßig. Ich liebe diese Übung und bin immer wieder so erstaunt, obwohl ich das schon seit Jahren mache. Ich persönlich spüre manchmal ein Kribbeln an einer Körperstelle, manchmal ist es schon fast wie ein kleiner, sanfter Stromschlag.

Selbstheilungskräfte aktivieren

Scanne den QR Code und genieße die Meditation zur Aktivierung deiner Selbstheilungskräfte. Bitte mache die Meditation nicht während der Autofahrt, sondern nimm dir bewusst Zeit und Ruhe für dich.

SCAN ME

So kann deine HEALING-Routine aussehen

So kannst du ganz einfach Dinge in deinem Alltag austauschen und „pimpen“, ganz einfach, aber mit einer großen Wirkung.

Anstatt das...	...mache das
Leitungswasser trinken	Gefiltertes Edelsteinwasser trinken
Arbeitsweg oder Weg zum Supermarkt, am Handy scrollen	Arbeitsweg oder Weg zum Supermarkt nutzen, um dich zu erden
Schnell duschen	Energetische Dusche. Visualisiere, wie du deine Aura reinigst
Essen & Netflix	Segne dein Essen & nehme Konsistenz & Geschmack wahr
Morgens schnell Kaffee trinken	Setze eine Intention für den Tag, zünde ein Räucherstäbchen an & genieße den Kaffee
Morgens direkt Handy anschalten	Sprich zunächst ein Gebet oder deine Affirmationen
Alltägliche Dinge tun: Kochen, Putzen, etc.	Während des Kochens, Putzens, etc. Mantren laufen lassen & so Schwingung erhöhen

Nachwort

Du wundervolle Seele, aus tiefstem Herzen möchte ich dir danken, dass du dieses Buch gelesen hast. Wenn du ein paar meiner Impulse annehmen konntest und ich dir auf irgendeine Art und Weise weiterhelfen konnte, bin ich überglücklich. Wenn du gut auf dich achtest, kannst du die Welt verändern. Das meine ich so! Du bist so wertvoll und einzigartig, DANKE dass es dich gibt. Danke für deinen Mut, an dir zu arbeiten, und Danke für dein offenes Herz.

Ich wünsche mir so sehr, dass wir alle auf dieser Welt Frieden in uns spüren, mehr bei uns ankommen und zurück zur Natur finden. Erinnere dich an deine wunderschöne Seele, dein pures Licht und deine Weisheit. Gehe deinen Weg voller Liebe und habe keine Angst, dich zu zeigen. Traue dich, mit der Welt dein Licht zu teilen, es wird gebraucht!

Voller Liebe und Dankbarkeit,
Adele

Danksagung

Dieses Buch ist nicht nur das Ergebnis meiner eigenen Reise, sondern auch das Geschenk vieler wundervoller Menschen, die mich auf meinem Weg begleitet, inspiriert und unterstützt haben.

Von Herzen danke ich meiner Schwester Julia – deiner bedingungslosen Liebe und deinem Glauben an mich. Du hast nie gezweifelt, immer geträumt – mit mir, für mich, an meiner Seite. Deine Unterstützung hat mich getragen, und dein Vertrauen in meine Vision hat mir Mut gemacht, groß zu denken. Besonders freue ich mich, dass auch deine Energie in dieses Buch mit einfließt, denn ich habe das große Glück, dass du auch noch meine Fotografin bist und dieses wundervolle Foto auf dem Cover gezaubert hast. Deine Arbeit ist Freude pur und einfach einzigartig. DANKE!

Meiner Mutter danke ich für ihre mentale Stärke und ihre Offenheit, meinen außergewöhnlichen Weg anzunehmen. Es ist ein Geschenk, so viel Verständnis und Rückhalt zu erfahren – besonders auf einem Weg, der nicht dem Gewöhnlichen entspricht. Deine mütterliche Liebe hat mir sehr viel Halt gegeben. Ich weiß, dass ich immer auf dich zählen kann, und das hat mir sehr geholfen, dieses Buch zu schreiben.

Mein Vater – danke, dass du immer an mich geglaubt hast. Deine Begeisterung für meine Arbeit, deine stolzen Worte und dein offenes Herz bedeuten mir mehr, als ich in Worte fassen kann. Du warst und bist ein Leuchtturm in meinem Leben, deine positive Art hat mich auch in schwierigen Zeiten getragen und aufgemuntert. Und wenn ich an mir gezweifelt habe, dann hast du 100x mehr an mich geglaubt, diese Unterstützung zu erfahren ist unendlich wertvoll.

Ein besonderes Dankeschön gilt Jennifer – meiner Lektorin und Wegbegleiterin in diesem Projekt. Deine Unterstützung, dein offenes Ohr und deine achtsamen Ratschläge haben dieses Buch mitgestaltet. Danke, dass du an mich und mein Buch geglaubt hast.

Auch möchte ich mich bei Benjamin Maier bedanken – Einer meiner Lehrer und Ausbilder im Schamanismus. Deine Arbeit hat mich zutiefst inspiriert, geerdet und geprägt. Durch dich habe ich gelernt, tiefer zu sehen und zu vertrauen. Deine bodenständige und zugleich so lichtvolle Art hat meinen Weg nachhaltig beeinflusst.

Und nicht zuletzt danke ich all meinen Ausbilder:innen und Lehr:innen auf meinem Weg im Bereich Reiki, psychologisches Tarot-Kartenlegen, Hypnose-und Rückführungstherapie, Energiearbeit und Medialität.

Dieses Buch ist nicht nur meiner, sondern unser aller Ausdruck von Vertrauen, Liebe, dem Glauben an etwas Höheres und die Verbindung zur Anderswelt.

In tiefer Dankbarkeit,
Adele

Buchempfehlungen

Spiritualität:

Gespräche mit Gott
Neale Donald Walsch (Arkana, 2006)
Der Alchimist
Paulo Coelho (Diogenes, 2008)
Die vier Versprechen
Don Miguel Ruiz (Ullstein, 2022)
Der Prophet
Khalil Gibran (dtv, 2024)
Eine neue Erde
Eckhart Tolle (eher kein „Einsteiger" – Buch) (Arkana, 2025)

Schamanismus:

Der Weg des Schamanen
Michael Harner (Heyne, 2013)
Bücher von Carlos Castaneda
(FISCHER Verlag)
Das geheime Wissen der Schamanen
Alberto Villoldo (Goldman, 2001)

Adele Jabs

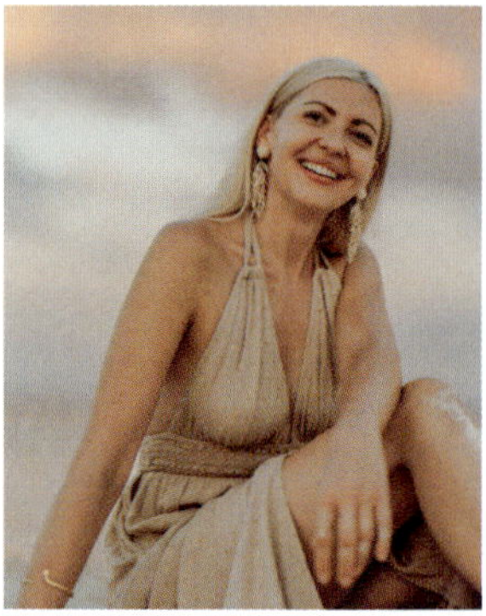

© Julia Veselinović

Adele Jabs hat sich schon immer für die geistige Welt interessiert, denn sie konnte Naturwesen und Seelen schon als Kind sehen. Neben ihrem damaligen Job als HR Managerin hat sie Ausbildungen im Bereich Reiki, psychologisches Kartenlegen, Schamanismus, spirituelles Coaching und Hypnose absolviert. Seit 2021 ist sie selbstständig und bietet als schamanische Heilerin, Medium und Rückführungstherapeutin Sitzungen, Seminare, Frauenheilkreise und Ausbildungen an. Adele lebt als digitale Nomadin und ihre Vision ist es, Menschen zu mehr Bewusstsein zu verhelfen und zu ihrer wahren Natur zurückzuführen. Besonders berührt sie die Kommunikation mit der geistigen Welt, insbesondere der Kontakt zu Verstorbenen. Instagram: @adeles.anderswelt